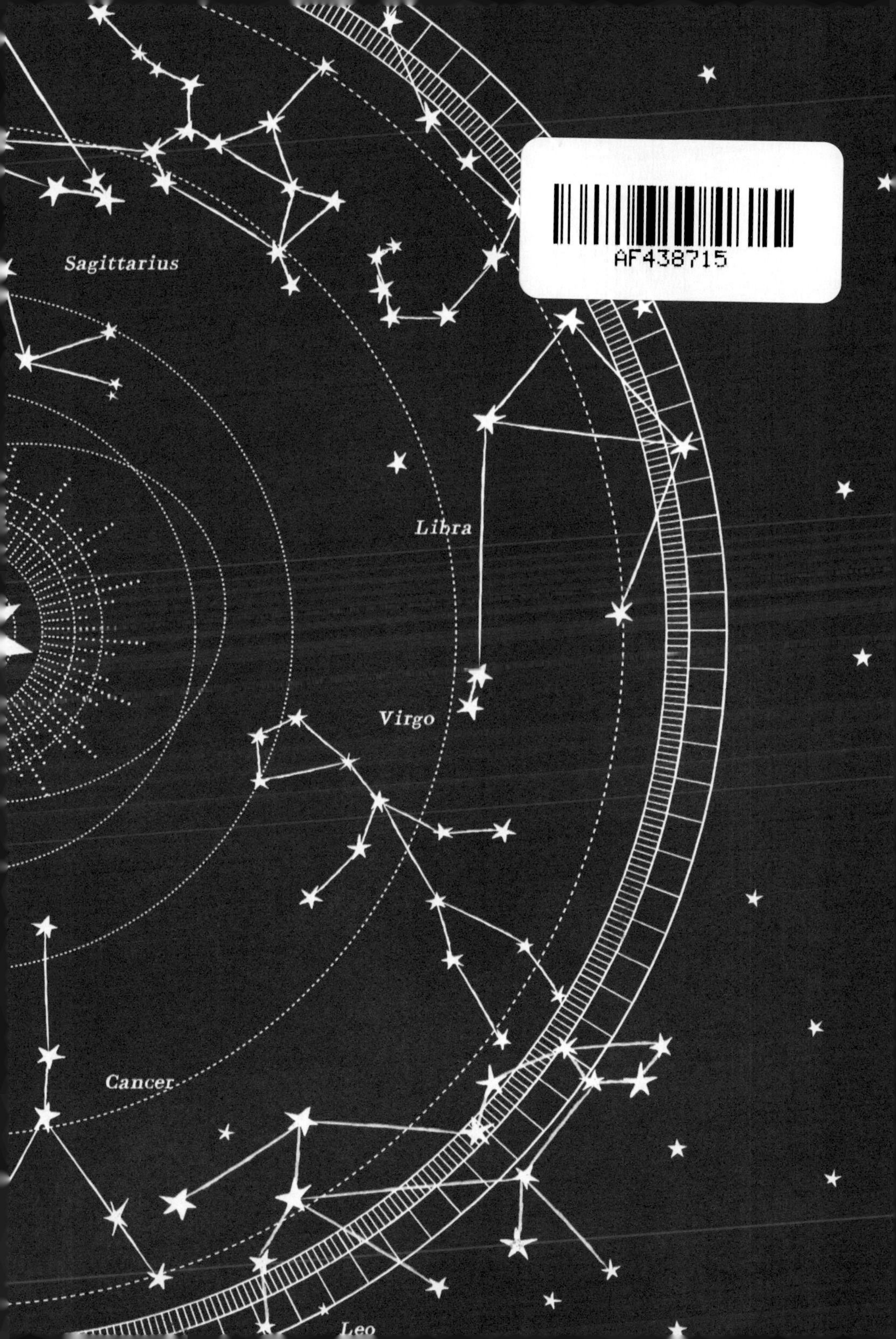

AF438715

Jin Shin Jyutsu Kalender
2022

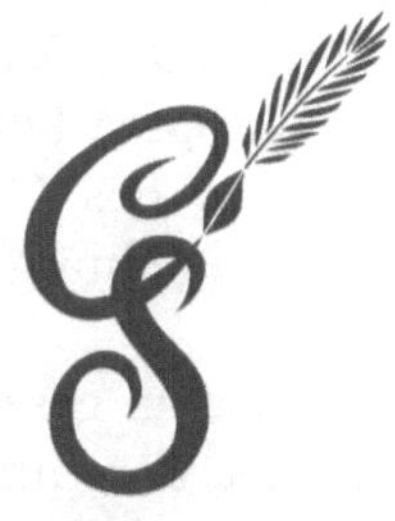

Copyright © 2021 Creative-Story, München

Frain Benton
Jin Shin Jyutsu Kalender 2022 - Mit dem Jin Shin Jyutsu-Jahreskreis
und Selbsthilfe-Anleitungen

Creative-Story
Safferlingstr. 5 / 134
D-80634 München
Tel.: +49 (0)89 / 12 11 14 66
Fax: +49 (0)89 / 12 11 14 68
info@creative-story.de
www.creative-story.de

Cover Design, Grafiken und Layout:
Creative-Web-Projects, München

ISBN 978-3-95964-071-8

Alternative Formate im Handel erhältlich.
(Spiralbindung, Loseblatt-Kalendarium und Din A6-Format direkt
über den Verlag zu beziehen.)

Rechtliche Hinweise

Die Anleitungen in diesem Kalender ersetzen nicht die Beratung und
Untersuchung durch einen Arzt. Bei gesundheitlichen Problemen holen
Sie bitte ärztlichen Rat ein.

Gemäß einer Entscheidung des Deutschen Patentgerichts ist 'Jin Shin
Jyutsu' ein gemeinfreier Begriff. Der Begriff befindet sich, wie es auch
für die Lehre selbst vom Schöpfer beabsichtigt war, im Besitz der
Allgemeinheit zur Verbesserung des Gemeinwohls. In diesem Sinn
versteht sich auch diese Veröffentlichung.

Inhalte des Buches unterliegen dem gesetzlichen Urheberrechtsschutz.
Vervielfältigung und Weitergabe der Inhalte sind nur nach vorheriger
Einholung einer schriftlichen Genehmigung des Verlages zulässig.

Inhalt

LUNGE
4:00 – 6:00 Uhr
ARIES

DICKDARM
6:00 – 8:00 Uhr
TAURUS

MAGEN
8:00 – 10:00 Uhr
GEMINI

Inhalt

Abbildungen

MILZ
10:00 – 12:00 Uhr
CANCER
HERZ
12:00 – 14:00 Uhr
LEO
DÜNNDARM
14:00 – 16:00 Uhr
VIRGO
16:0

Vorwort

Liebe Freunde der Jin Shin-Heilkunde,

ob Sie die Heilkunde neu entdecken oder bereits Erfahrung mit Jin Shin Jyutsu haben, dieser Kalender wird Sie durch ein hoffentlich gesundes und wundervolles Jahr 2022 begleiten.

Die 26 Energieschlösser bilden die Grundlage der Jin Shin-Heilkunde und die Jahreskreis-Übungen dazu führen Sie durch das gesamte Jahr, um Ihre Gesundheit und Widerstandskraft zu fördern und zu stärken.

Jedes einzelne der 26 Energieschlösser hat seine ganz individuelle Bedeutung und die Reihenfolge ist tief mit dem Menschheitswissen, unseren kulturellen Gepflogenheiten und Traditionen verbunden.

Dieses Welt-Wissen wurde von dem Japaner Jiro Murai wiederentdeckt und gesammelt, der sich dazu eingehend mit westlicher und traditioneller östlicher Medizin und Heilkunde beschäftigte, um diese 26 speziellen Stellen des Körpers, die Energieschlösser, zu finden und wieder zugänglich zu machen.

In einem 2-Wochen-Rhythmus bilden diese 26 Energieschlösser den 'Jin Shin Jyutsu-Jahreskreis', der dieses Wissen zur Selbstheilung nutzt, um Gesundheit und Wohlbefinden in unseren Alltag zu bringen.

Ich hoffe, dass dieses Heilwissen und die verbundenen Übungen Ihnen ein angenehmes und umfassendes Wohlgefühl vermitteln und wünsche Ihnen ein glückliches und gesundes Jahr 2022 mit dem Jin Shin Jyutsu-Kalender und Jahreskreis.

Mit freundlichen Grüßen und besten Wünschen,

Frain Benton

Einführung

Gesundheit ist ein seltenes Gut, das genährt und bewahrt werden möchte.
Sie dabei zu unterstützen ein gesundes Leben zu führen und sich im Fall von Krankheit rasch zu erholen, ist der Hauptgrund für die Entstehung dieses Jin Shin Jyutsu-Kalenders.

Der Kalender stellt Ihnen einfache Schritte zur Verfügung, um das ganze Jahr über etwas Gutes für Ihre Gesundheit zu tun. Seine Übungen unterstützen sowohl Ihre körperliche als auch geistige Gesundheit und Ausgeglichenheit und bestärken Sie darin, in sich selbst zu ruhen und sich rundum wohl und entspannt zu fühlen, damit Sie die alltäglichen Herausforderungen Ihres Lebens unbeschwert meistern können.

Der **Jin Shin Jyutsu–Jahreskreis** ist eine Abfolge an Übungen, die langsam fortschreitend Ihren ganzen Körper und alle 26 Energieschlösser (ES) versorgen, die Quellen der Selbstheilungskraft unseres Körpers.

Behalten Sie eine **Übung für zwei Wochen** bei und folgen Sie dem Übungs-zyklus durch das ganze Jahr, damit die grundlegende Energieversorgung, die alle unsere Körperfunktionen aufrechterhält, gereinigt und erneuert werden und die heilende Energie wieder frei und ungehindert durch den ganzen Körper fließen kann.

Als grundlegender Rat wird eine Übung **mindestens zwei Mal täglich für etwa 5 Minuten** empfohlen. Aber die Übungen können auch öfter wiederholt und länger gehalten werden, wenn es Ihre Zeit und Umstände erlauben, z.B. wenn Sie fernsehen oder in die Arbeit pendeln. Besonders die Fingergriffe, die als Alternative zu den Nummern angegeben sind, können selbst im Arbeits-umfeld oder vor dem Fernseher gut angewendet werden und sollten einfach in ein geschäftiges Leben integrierbar sein.

Sie möchten sich vielleicht für die Zukunft Notizen über Ihre Erfahrungen und Entdeckungen machen. Der Kalender lässt Platz für Ihre Ereignisse und Anmerkungen über Ihre Fortschritte. Sie können auch die zusätzlichen Seiten am Ende oder aber ein separates Notizbuch dafür verwenden, um sich zu notieren was Ihnen besonders gut tut.

Weitere Tipps und FAQ:

* Machen Sie die Übungen gemeinsam mit Freunden und Verwandten, um motiviert zu bleiben und die heilende Energie zu verbreiten.

  Wenn sie keinen Kalender benötigen, gibt es die Anleitungen zu den

Übungen auch separat als „Jin Shin Jyutsu-Jahreskreis“:
   ISBN 978-3-95964-055-8 (Gedruckte Ausgabe)
   ISBN 978-3-95964-056-5 (Kindle E-Book)

* Legen Sie Ihre 4 Finger auf die angegebenen Körperregionen und, da Ihr Daumen für den Griff selbst nicht benötigt wird, lassen Sie ihn bequem ruhen.

* Die Berührungen brauchen nicht direkt auf der Haut zu erfolgen, sondern können, selbst im Winter, über Kleidung ausgeführt werden. Die Abbildungen zeigen nur Modelle in Badeanzügen, um Ihnen besser die bestimmten Körperregion der Energieschlösser (ES) zeigen zu können.

* Halten Sie die Finger (die bei den alternativen Schritten angegeben sind) mit den Fingern der anderen Hand, die sich ganz um den Finger wickeln. Der Daumen zeigt dabei nach innen zur Hand.
(Eine Ausnahme ist, wenn Sie beide Zeigefinger gleichzeitig halten. Denn der Zeigefinger selbst ist dann nicht an dem Griff um den anderen Finger beteiligt. Beim gleichzeitigen Halten des Daumens hingegen können alle anderen Finger teilnehmen.)

* Die Heilwirkung wirkt auch noch nachdem die Übung vorüber ist weiterhin im Körper nach. Morgens und abends die Griffe zu halten lässt daher dem Körper Zeit, die Energie im Körper nachwirken zu lassen. Aber auch während des Tages, wenn die Übungen in Ihren Zeitplan passen, ist perfekt und hilft als Zusatz auch die Wirkung noch zu verstärken!

* Wenn Sie aus irgendeinem Grund eine in den Übungen angegebene Körperregion nicht berühren können, wegen einer Verletzung oder aus anderem Grund, lassen Sie Ihre Hand nahe über dem Bereich schweben. Die heilende Energie wird ihren Weg finden. Zwei Punkte am Körper gleichzeitig zu halten, bringt die heilende Energie ins Fließen. Die Finger zu halten mag nicht unmittelbar als 'zwei Punkte' erscheinen, aber die Energie geht durch die gehaltenen Finger von einem Arm in den anderen und bildet damit eine Brücke, die den Heilstrom im ganzen Körper in positive Bewegung bringt.

* Während des Jahres werden Sie alle Nummern und ihre Bedeutung entdecken. Manche fühlen sich möglicherweise besonders hilfreich an. Machen Sie sich darüber Notizen, um später zu diesen Übungen zurückkehren zu können, die besonders angenehm für Sie sind.

Jin Shin Jyutsu – Jahreskreis & Kalender 2022

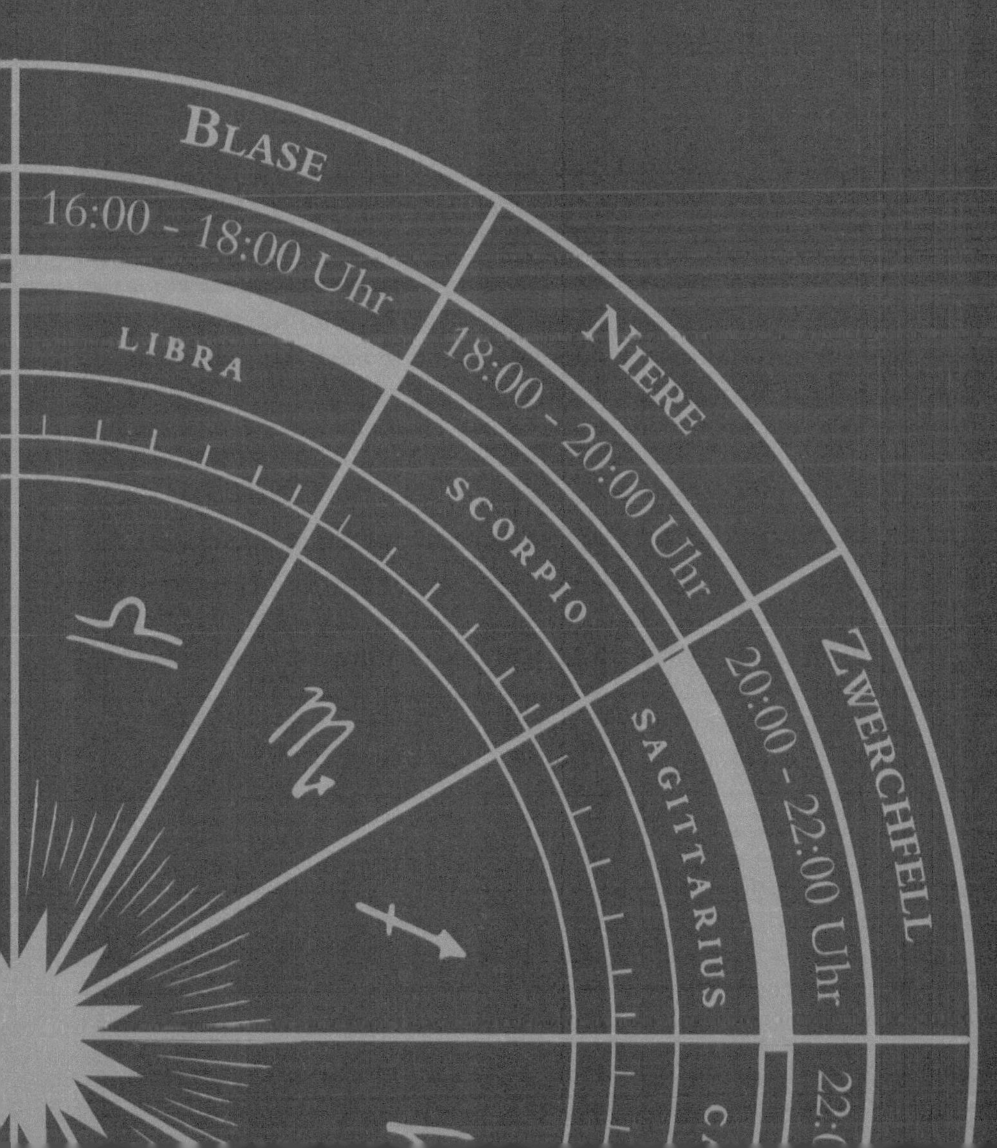

Jin Shin Jyutsu-Jahreskreis

Der Jahreskreis geht auf die Grundlagen der Jin Shin-Heilkunde zurück und hilft Ihnen in einfach anwendbaren Schritten, der Abfolge der Energieschlösser (ES) zu folgen und damit eine solide Basis für Ihre Gesundheit aufzubauen.

Nr. 1 – 4 (1. Tiefe; Das Fundament)

Wie beim Bau eines Hauses graben wir zunächst das Fundament aus, um das Haus, unseren Körper, stabil und bereit für alle kommenden Stürme und Herausforderungen zu machen. Diese Etage verbindet uns mit unserer Umgebung und lässt uns mit unserer Umwelt, dem Boden und der Erde verschmelzen.

Nr. 5 – 15 (2. Tiefe; Einzelzimmer im ersten Stock)

Nachdem wir eine solide Grundlage geschaffen haben, können wir auf das bereits Erreichte ein stabiles erstes Stockwerk daraufbauen, um Raum und Energie für das Leben zu schaffen das wir führen möchten.

Nr. 16 – 22 (3. Tiefe; Doppelzimmer im zweiten Stock)

Auf der festen Grundlage der unteren Stockwerke, auf denen unsere grundlegenden Bedürfnisse erfüllt und versorgt wurden, können wir kreativ werden und Raum für unsere persönliche Entfaltung schaffen sowie um Gäste in unser Leben einzuladen. Diese Energie hilft uns mit anderen in Verbindung zu treten, mag dies durch Anregungen, neue Ideen und Meinungen oder die Interaktion mit anderen Menschen sein.

Nr. 23 (4. Tiefe; Sicherheitsebene und Ballsaal, Wächter über unser Schicksal)

Um unser Leben sicher zu machen und um einen Überblick über unser Leben und unser Erreichtes zu erhalten, gibt es die Sicherheitsebene mit der Nummer 23. Sie ist wie ein Feueralarm oder eine Einbruchsicherung und wacht über alles was wir tun und alle bisherigen Nummern und Ebenen. Aber dieser Bereich drängt uns auch, unsere Flügel auszubreiten in der gesamten Länge und Breite unseres Hauses. In diesem Ballsaal-artigen Raum entscheidet sich unser Schicksal, ebenso wie unser Leben dadurch bestimmt wird welchen Optionen und Menschen wir begegnen.

Nr. 24 – 26 (5. Tiefe; Das Dach)

Die nächste Ebene schließt unser Haus ab und schützt uns vor Regen und anderen äußeren Einflüssen, während sie auch unseren Körper und unsere Energie abschließt und vervollständigt.

Der Vergleich mit dem Hausbau zeigt die den Jin Shin Jyutsu-Nummern zugrunde liegende Ordnung, die alle Energieschlösser (ES) bestimmt. Ihre Aufgaben und Funktionen lassen sich nicht nur aus der traditionellen Bedeutung der Nummern, sonder auch ihrer Quersummen ableiten. Auch kulturelle, rituelle und religiöse Verwendungen haben zusätzliche Symbolkraft und zeigen die tiefere Bedeutung der Energie für unseren Körper.

Der Kalender bezieht sich vor allem auf die astrologischen Symbole, die bereits von Mary Burmeister – der Schülerin des Begründers Jiro Murai, die die Lehre mit in den Westen gebracht hat – verwendet wurden, um die umfangreiche Bedeutung der Nummern und besonders der Organ-Funktionen zu erläutern.

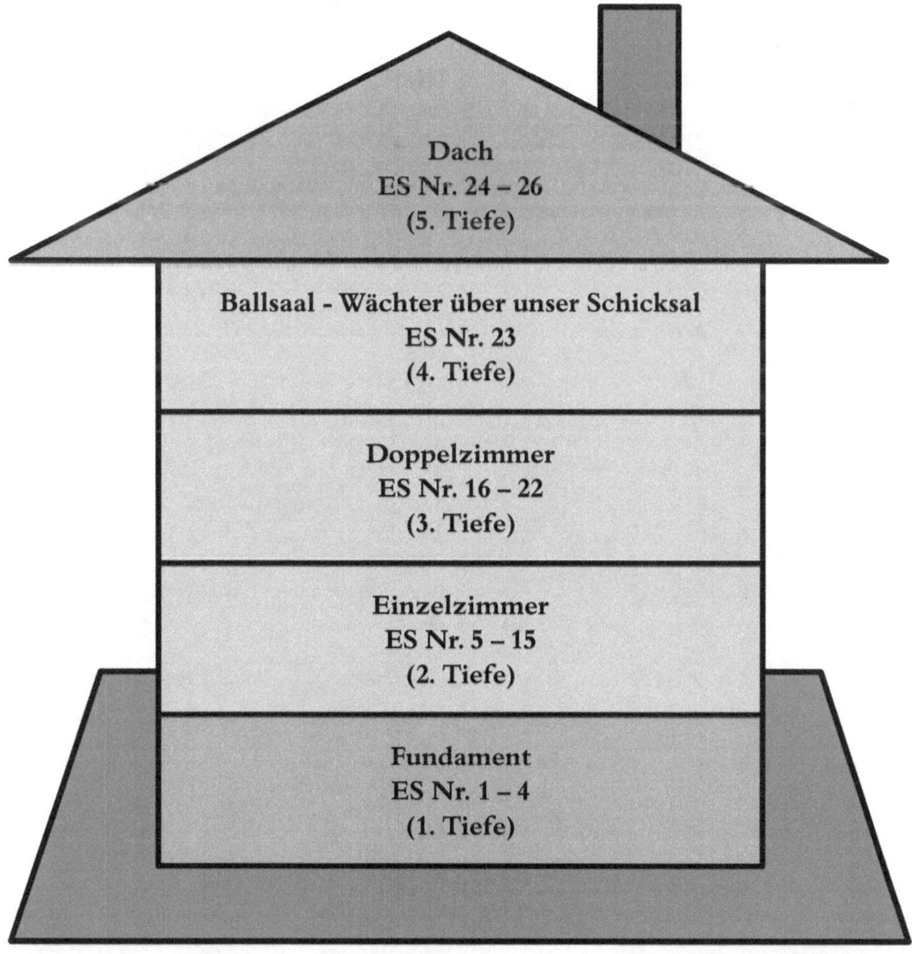

Jahresübersicht 2022

Januar

Mo		3	10	17	24	31
Di		4	11	18	25	
Mi		5	12	19	26	
Do		6	13	20	27	
Fr		7	14	21	28	
Sa	1	8	15	22	29	
So	2	9	16	23	30	
KW	*52*	*1*	*2*	*3*	*4*	*5*

Februar

Mo		7	14	21	28
Di	1	8	15	22	
Mi	2	9	16	23	
Do	3	10	17	24	
Fr	4	11	18	25	
Sa	5	12	19	26	
So	6	13	20	27	
KW	*5*	*6*	*7*	*8*	*9*

März

Mo		7	14	21	28
Di	1	8	15	22	29
Mi	2	9	16	23	30
Do	3	10	17	24	31
Fr	4	11	18	25	
Sa	5	12	19	26	
So	6	13	20	27	
KW	*9*	*10*	*11*	*12*	*13*

April

Mo		4	11	18	25
Di		5	12	19	26
Mi		6	13	20	27
Do		7	14	21	28
Fr	1	8	15	22	29
Sa	2	9	16	23	30
So	3	10	17	24	
KW	*13*	*14*	*15*	*16*	*17*

Mai

Mo	2	9	16	23	30
Di	3	10	17	24	31
Mi	4	11	18	25	
Do	5	12	19	26	
Fr	6	13	20	27	
Sa	7	14	21	28	
So	1	8	15	22	29
KW	*17*	*18*	*19*	*20*	*21*	*22*

Juni

Mo		6	13	20	27
Di		7	14	21	28
Mi	1	8	15	22	29
Do	2	9	16	23	30
Fr	3	10	17	24	
Sa	4	11	18	25	
So	5	12	19	26	
KW	*22*	*23*	*24*	*25*	*26*

Juli

Mo		4	11	18	25
Di		5	12	19	26
Mi		6	13	20	27
Do		7	14	21	28
Fr	1	8	15	22	29
Sa	2	9	16	23	30
So	3	10	17	24	31
KW	*26*	*27*	*28*	*29*	*30*

August

Mo	1	8	15	22	29
Di	2	9	16	23	30
Mi	3	10	17	24	31
Do	4	11	18	25	
Fr	5	12	19	26	
Sa	6	13	20	27	
So	7	14	21	28	
KW	*31*	*32*	*33*	*34*	*35*

September

Mo		5	12	19	26
Di		6	13	20	27
Mi		7	14	21	28
Do	1	8	15	22	29
Fr	2	9	16	23	30
Sa	3	10	17	24	
So	4	11	18	25	
KW	*35*	*36*	*37*	*38*	*39*

Oktober

Mo		3	10	17	24	31
Di		4	11	18	25	
Mi		5	12	19	26	
Do		6	13	20	27	
Fr		7	14	21	28	
Sa	1	8	15	22	29	
So	2	9	16	23	30	
KW	*39*	*40*	*41*	*42*	*43*	*44*

November

Mo		7	14	21	28
Di	1	8	15	22	29
Mi	2	9	16	23	30
Do	3	10	17	24	
Fr	4	11	18	25	
Sa	5	12	19	26	
So	6	13	20	27	
KW	*44*	*45*	*46*	*47*	*48*

Dezember

Mo		5	12	19	26
Di		6	13	20	27
Mi		7	14	21	28
Do	1	8	15	22	29
Fr	2	9	16	23	30
Sa	3	10	17	24	31
So	4	11	18	25	
KW	*48*	*49*	*50*	*51*	*52*

Jahresübersicht 2023

Januar

Mo		2	9	16	23	30
Di		3	10	17	24	31
Mi		4	11	18	25	
Do		5	12	19	26	
Fr		6	13	20	27	
Sa		7	14	21	28	
So	1	8	15	22	29	
KW	*52*	*1*	*2*	*3*	*4*	*5*

Februar

Mo		6	13	20	27
Di		7	14	21	28
Mi	1	8	15	22	
Do	2	9	16	23	
Fr	3	10	17	24	
Sa	4	11	18	25	
So	5	12	19	26	
KW	*5*	*6*	*7*	*8*	*9*

März

Mo		6	13	20	27	
Di		7	14	21	28	
Mi	1	8	15	22	29	
Do	2	9	16	23	30	
Fr	3	10	17	24	31	
Sa	4	11	18	25		
So	5	12	19	26		
KW	*9*	*10*	*11*	*12*	*13*	

April

Mo		3	10	17	24
Di		4	11	18	25
Mi		5	12	19	26
Do		6	13	20	27
Fr		7	14	21	28
Sa	1	8	15	22	29
So	2	9	16	23	30
KW	*13*	*14*	*15*	*16*	*17*

Mai

Mo	1	8	15	22	29
Di	2	9	16	23	30
Mi	3	10	17	24	31
Do	4	11	18	25	
Fr	5	12	19	26	
Sa	6	13	20	27	
So	7	14	21	28	
KW	*18*	*19*	*20*	*21*	*22*

Juni

Mo		5	12	19	26
Di		6	13	20	27
Mi		7	14	21	28
Do	1	8	15	22	29
Fr	2	9	16	23	30
Sa	3	10	17	24	
So	4	11	18	25	
KW	*22*	*23*	*24*	*25*	*26*

Juli

Mo		3	10	17	24	31
Di		4	11	18	25	
Mi		5	12	19	26	
Do		6	13	20	27	
Fr		7	14	21	28	
Sa	1	8	15	22	29	
So	2	9	16	23	30	
KW	*26*	*27*	*28*	*29*	*30*	*31*

August

Mo		7	14	21	28
Di	1	8	15	22	29
Mi	2	9	16	23	30
Do	3	10	17	24	31
Fr	4	11	18	25	
Sa	5	12	19	26	
So	6	13	20	27	
KW	*31*	*32*	*33*	*34*	*35*

September

Mo		4	11	18	25
Di		5	12	19	26
Mi		6	13	20	27
Do		7	14	21	28
Fr	1	8	15	22	29
Sa	2	9	16	23	30
So	3	10	17	24	
KW	*35*	*36*	*37*	*38*	*39*

Oktober

Mo		2	9	16	23	30
Di		3	10	17	24	31
Mi		4	11	18	25	
Do		5	12	19	26	
Fr		6	13	20	27	
Sa		7	14	21	28	
So	1	8	15	22	29	
KW	*39*	*40*	*41*	*42*	*43*	*44*

November

Mo		6	13	20	27
Di		7	14	21	28
Mi	1	8	15	22	29
Do	2	9	16	23	30
Fr	3	10	17	24	
Sa	4	11	18	25	
So	5	12	19	26	
KW	*44*	*45*	*46*	*47*	*48*

Dezember

Mo		4	11	18	25
Di		5	12	19	26
Mi		6	13	20	27
Do		7	14	21	28
Fr	1	8	15	22	29
Sa	2	9	16	23	30
So	3	10	17	24	31
KW	*48*	*49*	*50*	*51*	*52*

Januar

01	Sa
02	So ●
03	Mo
04	Di
05	Mi
06	Do
07	Fr
08	Sa
09	So ◗
10	Mo
11	Di
12	Mi
13	Do
14	Fr
15	Sa
16	So
17	Mo
18	Di ○
19	Mi
20	Do
21	Fr
22	Sa
23	So
24	Mo
25	Di ◖
26	Mi
27	Do
28	Fr
29	Sa
30	So
31	Mo

Februar

01	Di
02	Mi ●
03	Do
04	Fr
05	Sa
06	So
07	Mo
08	Di ◗
09	Mi
10	Do
11	Fr
12	Sa
13	So
14	Mo
15	Di
16	Mi ○
17	Do
18	Fr
19	Sa
20	So
21	Mo
22	Di
23	Mi ◖
24	Do
25	Fr
26	Sa
27	So
28	Mo

● Neumond ◗ Halbmond, zunehmend

März

01 Di ___________________
02 Mi ● ___________________
03 Do ___________________
04 Fr ___________________
05 Sa ___________________
06 So ___________________
07 Mo ___________________
08 Di ___________________
09 Mi ◗ ___________________
10 Do ___________________
11 Fr ___________________
12 Sa ___________________
13 So ___________________
14 Mo ___________________
15 Di ___________________
16 Mi ___________________
17 Do ○ ___________________
18 Fr ___________________
19 Sa ___________________
20 So ___________________
21 Mo ___________________
22 Di ___________________
23 Mi ◖ ___________________
24 Do ___________________
25 Fr ___________________
26 Sa ___________________
27 So ___________________
28 Mo ___________________
29 Di ___________________
30 Mi ___________________
31 Do ___________________

April

01 Fr ● ___________________
02 Sa ___________________
03 So ___________________
04 Mo ___________________
05 Di ___________________
06 Mi ___________________
07 Do ___________________
08 Fr ___________________
09 Sa ◗ ___________________
10 So ___________________
11 Mo ___________________
12 Di ___________________
13 Mi ___________________
14 Do ___________________
15 Fr ___________________
16 Sa ○ ___________________
17 So ___________________
18 Mo ___________________
19 Di ___________________
20 Mi ___________________
21 Do ___________________
22 Fr ___________________
23 Sa ◖ ___________________
24 So ___________________
25 Mo ___________________
26 Di ___________________
27 Mi ___________________
28 Do ___________________
29 Fr ___________________
30 Sa ● ___________________

◖ Halbmond, abnehmend   ○ Vollmond

Mai

01	So
02	Mo
03	Di
04	Mi
05	Do
06	Fr
07	Sa
08	So
09	Mo
10	Di
11	Mi
12	Do
13	Fr
14	Sa
15	So
16	Mo
17	Di
18	Mi
19	Do
20	Fr
21	Sa
22	So
23	Mo
24	Di
25	Mi
26	Do
27	Fr
28	Sa
29	So
30	Mo
31	Di

Juni

01	Mi
02	Do
03	Fr
04	Sa
05	So
06	Mo
07	Di
08	Mi
09	Do
10	Fr
11	Sa
12	So
13	Mo
14	Di
15	Mi
16	Do
17	Fr
18	Sa
19	So
20	Mo
21	Di
22	Mi
23	Do
24	Fr
25	Sa
26	So
27	Mo
28	Di
29	Mi
30	Do

● Neumond   ◗ Halbmond, zunehmend

<table>
<tr><td colspan="2"><h2>Juli</h2></td><td colspan="2"><h2>August</h2></td></tr>
<tr><td>01 Fr</td><td></td><td>01 Mo</td><td></td></tr>
<tr><td>02 Sa</td><td></td><td>02 Di</td><td></td></tr>
<tr><td>03 So</td><td></td><td>03 Mi</td><td></td></tr>
<tr><td>04 Mo</td><td></td><td>04 Do</td><td></td></tr>
<tr><td>05 Di</td><td></td><td>05 Fr</td><td>◑</td></tr>
<tr><td>06 Mi</td><td></td><td>06 Sa</td><td></td></tr>
<tr><td>07 Do</td><td>◑</td><td>07 So</td><td></td></tr>
<tr><td>08 Fr</td><td></td><td>08 Mo</td><td></td></tr>
<tr><td>09 Sa</td><td></td><td>09 Di</td><td></td></tr>
<tr><td>10 So</td><td></td><td>10 Mi</td><td></td></tr>
<tr><td>11 Mo</td><td></td><td>11 Do</td><td></td></tr>
<tr><td>12 Di</td><td></td><td>12 Fr</td><td>○</td></tr>
<tr><td>13 Mi</td><td>○</td><td>13 Sa</td><td></td></tr>
<tr><td>14 Do</td><td></td><td>14 So</td><td></td></tr>
<tr><td>15 Fr</td><td></td><td>15 Mo</td><td></td></tr>
<tr><td>16 Sa</td><td></td><td>16 Di</td><td></td></tr>
<tr><td>17 So</td><td></td><td>17 Mi</td><td></td></tr>
<tr><td>18 Mo</td><td></td><td>18 Do</td><td></td></tr>
<tr><td>19 Di</td><td></td><td>19 Fr</td><td>◐</td></tr>
<tr><td>20 Mi</td><td>◐</td><td>20 Sa</td><td></td></tr>
<tr><td>21 Do</td><td></td><td>21 So</td><td></td></tr>
<tr><td>22 Fr</td><td></td><td>22 Mo</td><td></td></tr>
<tr><td>23 Sa</td><td></td><td>23 Di</td><td></td></tr>
<tr><td>24 So</td><td></td><td>24 Mi</td><td></td></tr>
<tr><td>25 Mo</td><td></td><td>25 Do</td><td></td></tr>
<tr><td>26 Di</td><td></td><td>26 Fr</td><td></td></tr>
<tr><td>27 Mi</td><td></td><td>27 Sa</td><td>●</td></tr>
<tr><td>28 Do</td><td>●</td><td>28 So</td><td></td></tr>
<tr><td>29 Fr</td><td></td><td>29 Mo</td><td></td></tr>
<tr><td>30 Sa</td><td></td><td>30 Di</td><td></td></tr>
<tr><td>31 So</td><td></td><td>31 Mi</td><td></td></tr>
</table>

◐ Halbmond, abnehmend   ○ Vollmond

September

01 Do __________________
02 Fr __________________
03 Sa __________________
04 So __________________
05 Mo __________________
06 Di __________________
07 Mi __________________
08 Do __________________
09 Fr __________________
10 Sa __________________
11 So __________________
12 Mo __________________
13 Di __________________
14 Mi __________________
15 Do __________________
16 Fr __________________
17 Sa __________________
18 So __________________
19 Mo __________________
20 Di __________________
21 Mi __________________
22 Do __________________
23 Fr __________________
24 Sa __________________
25 So __________________
26 Mo __________________
27 Di __________________
28 Mi __________________
29 Do __________________
30 Fr __________________

Oktober

01 Sa __________________
02 So __________________
03 Mo __________________
04 Di __________________
05 Mi __________________
06 Do __________________
07 Fr __________________
08 Sa __________________
09 So __________________
10 Mo __________________
11 Di __________________
12 Mi __________________
13 Do __________________
14 Fr __________________
15 Sa __________________
16 So __________________
17 Mo __________________
18 Di __________________
19 Mi __________________
20 Do __________________
21 Fr __________________
22 Sa __________________
23 So __________________
24 Mo __________________
25 Di __________________
26 Mi __________________
27 Do __________________
28 Fr __________________
29 Sa __________________
30 So __________________
31 Mo __________________

● Neumond   ◗ Halbmond, zunehmend

November

01 Di _______________________
02 Mi _______________________
03 Do _______________________
04 Fr _______________________
05 Sa _______________________
06 So _______________________
07 Mo ○ ____________________
08 Di _______________________
09 Mi _______________________
10 Do _______________________
11 Fr _______________________
12 Sa _______________________
13 So _______________________
14 Mo ◗ ____________________
15 Di _______________________
16 Mi _______________________
17 Do _______________________
18 Fr _______________________
19 Sa _______________________
20 So _______________________
21 Mo _______________________
22 Di ● ____________________
23 Mi _______________________
24 Do _______________________
25 Fr _______________________
26 Sa _______________________
27 So _______________________
28 Mo _______________________
29 Di _______________________
30 Mi ◗ ____________________

Dezember

01 Do _______________________
02 Fr _______________________
03 Sa _______________________
04 So _______________________
05 Mo _______________________
06 Di _______________________
07 Mi _______________________
08 Do ○ ____________________
09 Fr _______________________
10 Sa _______________________
11 So _______________________
12 Mo _______________________
13 Di _______________________
14 Mi _______________________
15 Do _______________________
16 Fr ◖ ____________________
17 Sa _______________________
18 So _______________________
19 Mo _______________________
20 Di _______________________
21 Mi _______________________
22 Do _______________________
23 Fr ● ____________________
24 Sa _______________________
25 So _______________________
26 Mo _______________________
27 Di _______________________
28 Mi _______________________
29 Do _______________________
30 Fr ◗ ____________________
31 Sa _______________________

◖ Halbmond, abnehmend   ○ Vollmond

27 Montag

28 Dienstag

29 Mittwoch

Donnerstag 30

Freitag
Silvester 31

Samstag
Neujahrstag 01

Notizen

Sonntag 02

Übung für Woche 1 und 2 – Energieschloss Nr. 1

Urbeweger

Aus der Fülle der 0, dem Nichts, dem Symbol eines unendlichen Rings, der alles umschließt und das Bekannte und Unbekannte in dem uns mit seiner unsichtbaren Energie umgebenden Universum zusammenhält, entsteht die Nummer 1 und symbolisiert den ersten Schritt, den ersten Beginn einer Bewegung, der dieser freien Energie und dem Licht eine Richtung gibt, eine Bestimmung.

Alle Anfänge, alles Leben, jede Veränderung, alles beginnt mit einer ersten Bewegung. Das gilt für jede Entwicklung und jeden Fortschritt. Sie alle benötigen Bewegung, mag sie nun körperlich oder geistig sein.

Um das neue Jahr zu beginnen, startet der Jin Shin Jyutsu-Jahreskreis mit dem 'ersten Schritt', der Fähigkeit zur Bewegung. Die Energie dafür kommt aus der inneren Knieregion, dem Energieschloss Nr. 1 (ES 1), wo auch unsere tatsächlichen Schritte beginnen und wir das Bein anheben und vorschwingen. Aber wie das Symbol nahelegt, hilft das ES 1 nicht nur mit körperlicher Bewegung an einen anderen Ort, sondern auch bei geistigen Entwicklungen, Fortschritt und dem Finden von Lösungen.

Jede der nachfolgenden Nummern kann aus einer Aneinanderreihung aus 1 gebildet werden. Das zeigt uns die einzigartige Bedeutung dieser ersten Nummer, aus der alles andere entstehen kann.

Das Halten des Energieschlosses 1 hilft bei:
- Sorgen, Selbstwahrnehmung
- Entscheidungsfreude, Mut
- Auflösung innerer Konflikte
- Lösungsfindung
- Loslassen zu können
- Etwas Neues zu beginnen

Verbundene Gesundheitsprobleme:
- Löst und befreit den Kopf- und Bauchbereich
- Hilft der Verdauung
- Atmung, besonders beim Ausatmen
- Schlucken
- Schluckauf

▶ Halten Sie beide ES 1 (überkreuz fühlt sich am angenehmsten an).
[ES Hohe 1 ist besonders bei Verdauungsproblemen und Übelkeit.]

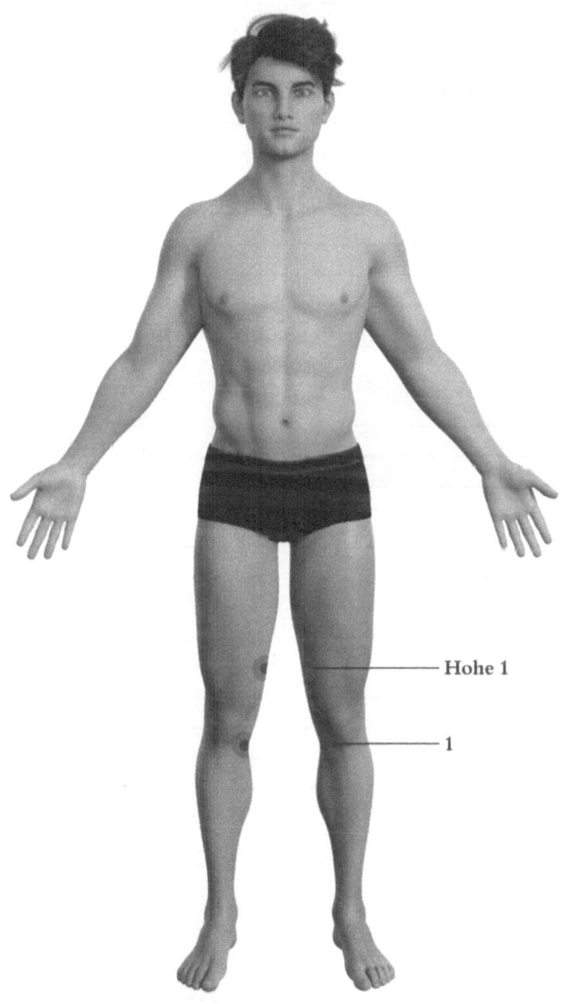

▶ Als Ersatz halten Sie den Daumen (links oder rechts;
mit leicht gedrehten Armen können beide Daumen gleichzeitig
gehalten werden.)

03 Montag

04 Dienstag

05 Mittwoch

Donnerstag | **06**
Heilig Drei König

Freitag | **07**

Samstag | **08**

Notizen

Sonntag | **09**

10 Montag

11 Dienstag

12 Mittwoch

Donnerstag 13

Freitag 14

Samstag 15

Notizen

Sonntag 16

Übung für Woche 3 und 4 – Energieschloss Nr. 2

Weisheit – Lebenskraft und Vitalität für alle Geschöpfe

Während die Nummer 1 mit der Sonne verbunden wird und die Reihe der ungeraden, 'männlichen' Zahlen anführt, ist die Nummer 2, wie alle geraden Zahlen, 'weiblich'. Vergleichbar mit dem Mond, der das Licht der Sonne reflektiert, ist die 2 abhängig von der Nummer 1 und setzt deren begonnenen Energiestrom fort. Die Energie der Nummer 2 ist aufsteigend und bezieht sich auf das Einatmen. Die Energie steigt von unseren Füßen auf der Rückseite des Körpers hinauf zum Kopf und darüber hinaus und bereitet so einen neuerlichen Kreislauf von Energie vor. Darauf bezogen, unterstützt dieses Energieschloss besonders Probleme in den Füßen, von denen wir 2 haben. Die Nummer 2 ist generell ein grundlegendes Prinzip unseres Körpers, denn wir haben 2 Arme, Ohren, Augen, Lungenflügel, Nieren, etc.

Von ihrer Position am Ende der hinteren Spitzen unseres Beckenknochens aus wacht die Nummer 2 über unsere Beine und untere Körperhälfte und versorgt sie mit Energie.

Wie bei den Zahlen, beginnt mit der 2 die Variation, die Unterscheidung von Optionen, das Entstehen von Möglichkeiten, aber auch von Gegensätzen.

Die Nummer verbindet Unten und Oben und daher ist eines ihrer Grundprinzipien 'wie oben so unten'. Wenn also das Untere gelöst und geklärt ist, kann die Energie frei nach oben fließen und wenn dieses Energieschloss frei ist, gilt das auch für unsere Atmung und Verdauung.

Das Halten des Energieschlosses 2 hilft:
- Sich selbst und andere zu akzeptieren
- Brücken zu bauen
- Unterschiede und Zwistigkeiten zu überwinden
- Zweifel aufzulösen
- Einzuatmen und zu empfangen

Verbundene Gesundheitsprobleme:
- Probleme in den Beinen, besonders Spannungen
- Körperhaltung
- Rückenprobleme und müde Beine während der Schwangerschaft
- Wirbelsäulenprobleme, wie Hexenschuss
- Osteoporose, Körper- und Knochenstruktur

▶ Halten Sie beide Energieschlösser Nr. 2 [ES 2]
  (Diese Haltung ist besonders im Stehen sehr angenehm.)

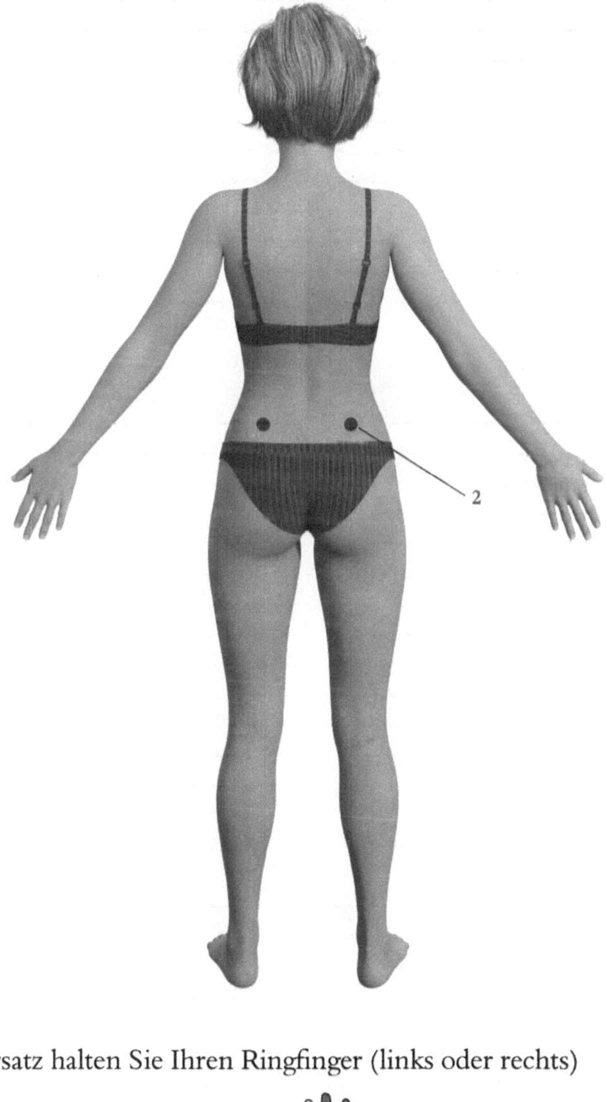

▶ Als Ersatz halten Sie Ihren Ringfinger (links oder rechts)

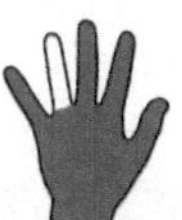

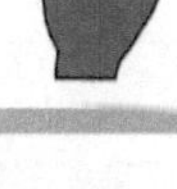

17 Montag

18 Dienstag

19 Mittwoch

Donnerstag 20

Freitag 21

Samstag 22

Notizen

Sonntag 23

24 Montag

25 Dienstag

26 Mittwoch

Donnerstag 27

Freitag 28

Samstag 29

Notizen

Sonntag 30

Übung für Woche 5 und 6 – Energieschloss Nr. 3

Tür – Verständnis – Natürlicher Schutz und Abwehr

Die Nummer 3 ist eine sehr wichtige Zahl, besonders in den christlichen Religionen, nicht nur als Symbol für Einheit, sondern steht dort auch für Geheimnis und Mysterium.

Diese Zahl erweitert die Variationsbreite der Möglichkeiten, die die Nummer 2 begonnen hat, und erweitert sie ins Dreidimensionale. Damit wird die einzigartige Bedeutung der Zahl 3 für unser Leben deutlich, denn ohne die drei Dimensionen könnten wir nicht existieren.

Von ihrer Position am obersten Ende unseres Rückens aus wacht die 3 über unsere Lunge und ist damit der Spezialist für die Atmung, sowohl Ein- als auch Ausatmung.

Wie bereits in der Einführung erwähnt, beziehen die Zahlen Ihre Bedeutung auch von ihren Quersummen. Als eine Primzahl erhält die 3 ihre zusätzlichen Bedeutungen und Funktionen von den zwei Nummern aus denen sie gebildet wird, ihren 'Eltern' 1 und 2.

Das Halten des Energieschlosses Nr. 3 hilft:
- Unterschiedliche Meinungen zu verstehen
- Zwischen Gegensätzen zu vermitteln
- Kompromisse zu finden

Verbundene Gesundheitsprobleme:
- Lunge, besonders Bronchien und Aushusten von Schleim
- Einatmen und Ausatmen
- Immunsystem
- Lymphdrüsen
- Nervenbahnen
- Halsschmerzen
- Schultern, Nacken, Arme und alle Finger
- Fieber
- Erkältung, Grippe
- Stauungen, besonders in der Leistengegend und den Beinen

▶ Halten Sie beide Energieschlösser Nr. 3 [ES 3]
  (Hängen Sie Ihre Hände kreuzweise locker über Ihre Schultern.)

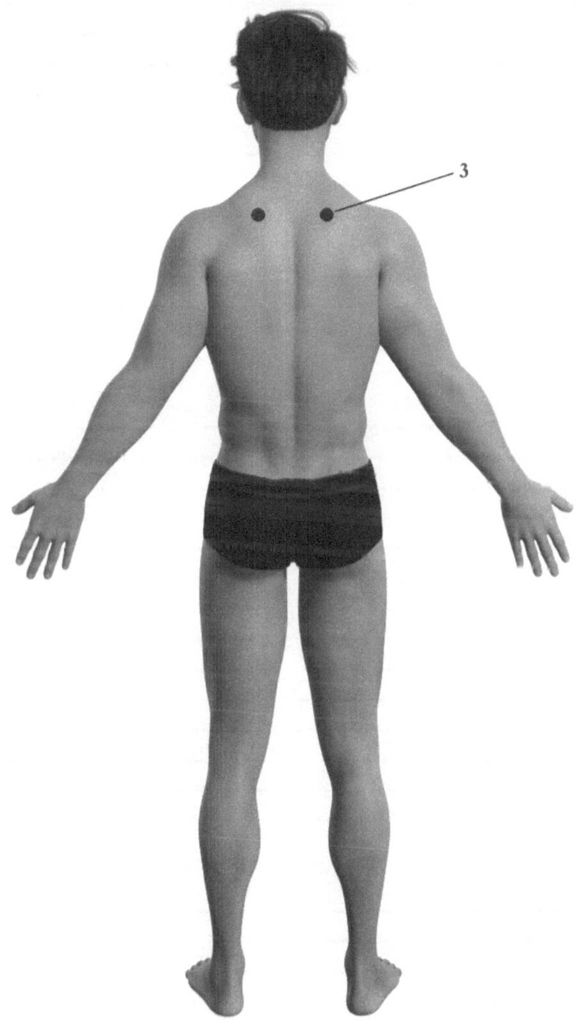

▶ Als Ersatz halten Sie Ihren Mittelfinger (links oder rechts)

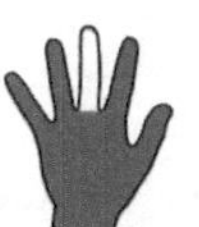

31 Montag

01 Dienstag

02 Mittwoch

Donnerstag 03

Freitag 04

Samstag 05

Notizen

Sonntag 06

07 Montag

08 Dienstag

09 Mittwoch

Donnerstag 10

Freitag 11

Samstag 12
Chinesisches Neujahrsfest

Notizen

Sonntag 13

Übung für Woche 7 und 8 – Energieschloss Nr. 4

Fenster

Mit der Nummer 4 geht unser Verstand über das rein Dreidimensionale hinaus und öffnet sich für eine weitere Dimension. Die Bedeutung der Zahl umfasst die geistige Wahrnehmung der realen Dinge, das Verstehen und Sehen, und verbindet sie mit Verständnis, das über uns hinausgeht.

Daher wird die 4 sehr passend als das 'Fenster' bezeichnet, das aus der rein physischen Existenz hinaus sieht. Am unteren Ende unseres Schädels im Nacken angesiedelt, bewacht diese Nummer die Verbindung zwischen Kopf und Körper, aber auch zwischen Gehirn und Rückenmark und damit alle unsere Körperfunktionen.

Mit dieser bedeutenden Wächterstellung über den ganzen Körper wird diese Nummer auch als Portal zwischen unserem Dasein und dem Jenseits gesehen und bildet somit sogar eine Brücke zu ihrer chinesischen Bedeutung von 'Tod'. Wobei das Halten dieser Nummer uns niemals eine Entscheidung aufdrängt oder abnimmt, sondern uns stets heilt und hilft.

Das Halten des Energieschlosses Nr. 4 hilft:
* Die Gedanken zu fokussieren
* Den Blick zu schärfen, auch nach innen
* Beim Verstehen und Formen neuer Ideen
* Die eigene Bestimmung zu finden und sich mit ihr auszusöhnen

Verbundene Gesundheitsprobleme:
* Augen
* Nase und Nebenhöhlen
* Verspannungen im Nacken
* Mandelentzündung
* Erschöpfung und Müdigkeit
* Schlaflosigkeit
* Schwangerschaft
* Kopfschmerzen, Migräne
* Schwindelgefühle
* Schock

▶ Halten Sie beide Energieschlösser Nr. 4 [ES 4] am unteren Ende Ihres Schädelknochens.

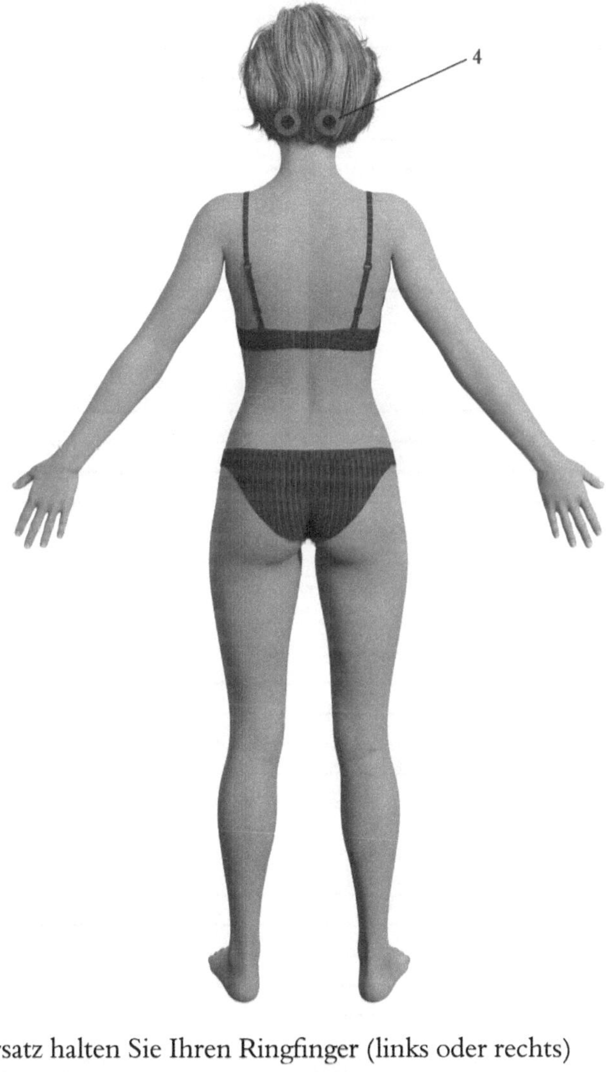

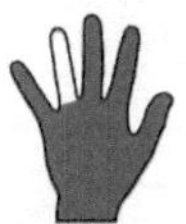

▶ Als Ersatz halten Sie Ihren Ringfinger (links oder rechts)

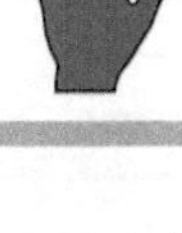

14 **Montag**
Valentinstag

15 **Dienstag**

16 **Mittwoch**

Donnerstag 17

Freitag 18

Samstag 19

Sonntag 20

Notizen

21 Montag

22 Dienstag

23 Mittwoch

Donnerstag **24**
Unsinniger Donnerstag / Weiberfastnacht

Freitag **25**

Samstag **26**

Notizen

Sonntag **27**

Übung für Woche 9 und 10 – Energieschloss Nr. 5

Erneuerung – Ängste auflösen

Mit der Nummer 5 betreten wir eine neue Etage unseres Hauses. Während wir mit dem Fundament die Grundlagen für unsere Existenz geschaffen haben, bestimmt das zweite Stockwerk unsere Art zu denken und unsere Herangehensweisen mit denen wir handeln und agieren.

Die 5 ist für unseren Körper eine sehr wegweisende Nummer, immerhin haben wir 5 Finger, 5 Zehen, 5 Sinne. Diese Nummer ruft uns auf zu handeln, aufzuwachen, aufmerksam zu sein, uns selbst zu formen und zu korrigieren.

Nicht ohne Grund scheint es, dass Soldaten üblicherweise diese Stelle an ihren Füßen zusammenschlugen, wenn sie ihre Bereitschaft und Aufmerksamkeit zu erkennen geben wollten.

Aber in mehr als nur dieser Hinsicht bedeutet die 5 Ziel und Anleitung.

Wir kennen die 4 Himmelsrichtungen, Norden, Westen, Süden und Osten. Und die 5. Richtung geht nach oben, in direkter Linie in den Himmel.

Diese Nummer steht auf positive Weise auch für den Menschen, der körperlich in eine Richtung gehen kann, während sein Geist in eine andere Richtung wandert.

Das Halten dieses Energieschlosses hilft:
- Neue Dinge zu beginnen
- Neue Wege zu finden, eventuell aus alten Gewohnheiten heraus
- Bei Selbstverbesserung und Mut zu Selbstbewusstsein
- Ängste aufzulösen
- Neue Situationen oder Dinge zu akzeptieren
- Aktiv zu werden, aus der Kraft der eigenen Absichten heraus
- Den Geist zu formen, über sich selbst hinauszuwachsen

Verbundene Gesundheitsprobleme:
- Schmerzen, generell
- Lustlosigkeit, Mangel an Energie
- Löst und reinigt den Brustbereich
- Schultern, symbolisch das Abwerfen von Lasten, Lösen von Spannungen
- Ohren, klares Hören
- Verdauung
- Regeneration, Erholung

▶ Halten Sie beide Energieschlösser Nr. 5 [ES 5] unterhalb Ihres inneren Knöchels

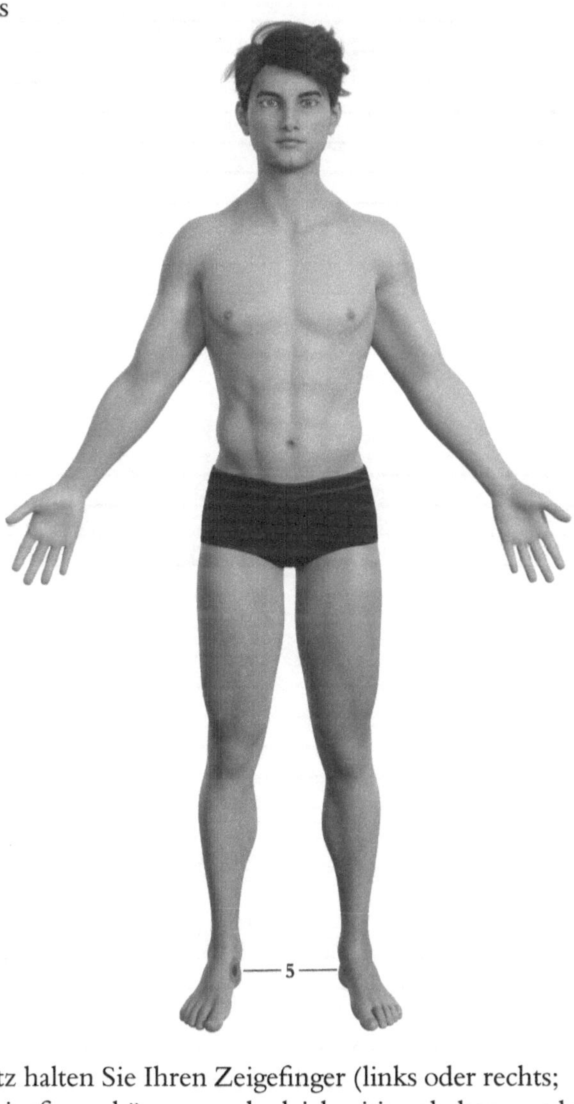

▶ Als Ersatz halten Sie Ihren Zeigefinger (links oder rechts; beide Zeigefinger können auch gleichzeitig gehalten werden.)

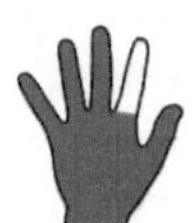

28 **Montag**
Rosenmontag

01 **Dienstag**
Faschingsdienstag

02 **Mittwoch**
Aschermittwoch

Donnerstag 03

Freitag 04

Samstag 05

Notizen

Sonntag 06

07 Montag

08 Dienstag
Internationaler Frauentag

09 Mittwoch

Donnerstag 10

Freitag 11

Samstag 12

Sonntag 13

Notizen

Übung für Woche 11 und 12 – Energieschloss Nr. 6

Gleichgewicht – Unterscheidungsfähigkeit

Die Nummer 6 ist nicht einfach auf dem Fuß zu finden, da deren Position nicht bei jedem exakt gleich ist. Eine kleine Hilfestellung ist jedoch, den Punkt auf der Unterseite des Fußes in der Fußwölbung gleich hinter den Zehenballen zu suchen, dort wo es ein wenig schmerzt wenn man hineindrückt.

Die Nummer 6, wie ihre runde 0-Form mit einem zusätzlichen Flügel bereits andeutet, hat Schwierigkeiten zu stehen und ihr Gleichgewicht zu halten.

Die Bedeutung dieser Zahl ist daher auch Haltung, aufrechtes Stehen und die richtige Balance bei Dingen und Entscheidungen zu wahren.

Ohne reflektierendes Denken ist keine persönliche Entwicklung möglich, daher sind diese nach innen gerichteten Gedankenprozesse wichtig, damit wir wachsen und uns entfalten können.

Mit der richtigen Haltung können wir stehen, beobachten, reflektieren und dann richtig reagieren.

Das Halten des Energieschlosses Nr. 6 hilft:

- Gleichgewicht in unseren Gedanken zu finden
- Dinge rekapitulieren zu lassen, um daraus zu lernen und daran zu wachsen
- Realitätsnah zu bleiben
- Verstehen
- Bei der Wahl zwischen gegensätzlichen Erfahrungen, ohne Vorurteil
- Harmonie zu finden

Verbundene Gesundheitsprobleme:

- Körperliches Gleichgewicht, Körperhaltung
- Wirbelsäule
- Knochenstruktur, Osteoporose
- Rücken, Hüfte
- Schultern, Arme, Hände
- Lunge
- Verdauung
- Pilzbefall
- Schwindelgefühl

▶ Halten Sie beide Energieschlösser Nr. 6 [ES 6] auf der Innenseite Ihrer Füße hinter den Zehenballen in der Fußwölbung.

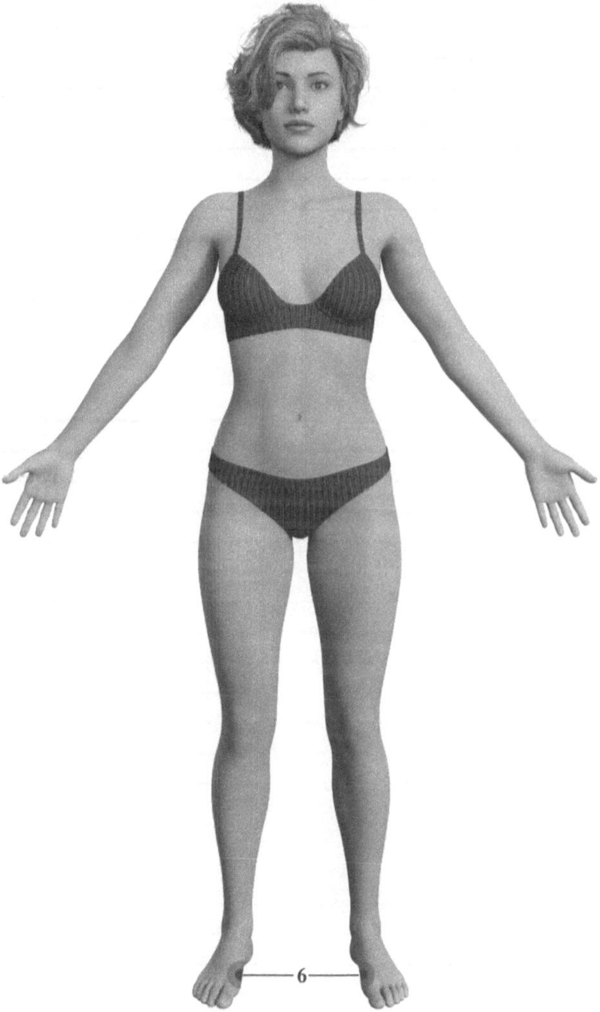

▶ Als Ersatz halten Sie Ihren Mittelfinger (links oder rechts)

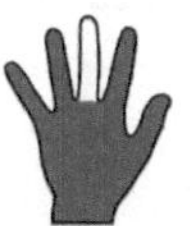

14 Montag

15 Dienstag

16 Mittwoch

Donnerstag 17

Freitag 18

Samstag 19
Josefstag

Notizen

Sonntag 20
Frühjahrs-Tagundnachtgleiche

21 Montag

22 Dienstag

23 Mittwoch

Donnerstag 24

Freitag 25

Samstag 26

Sonntag 27

Notizen

Übung für Woche 13 und 14 – Energieschloss Nr. 7

Sieg – Vollkommene Lebenskraft

Damit unsere Energie diesen letzten Punkt unseres Körpers erreicht, der sich auf der Unterseite unserer großen Zehe befindet und damit am weitesten entfernt von unserem Gehirn ist, muss der gesamte Energiefluss bis dahin vollständig und ohne Unterbrechung funktioniert haben.

Daher ist es verständlich, dass dies Grund zum Jubel ist und ein siegreiches Gefühl auslösen kann. Dem werden sich besonders Ballerinen anschließen können, die ausgiebig von diesem Punkt Gebrauch machen, wenn sie mit ihrer bezaubernden Kunst scheinbar die Schwerkraft überwinden.

Die 7 ist ein grundlegendes Prinzip in unserem Leben. Wir kennen 7 Tage der Woche, 7 Naturgesetze, 7 Kristallsysteme, etc.

So weit die Nummer 7 auch vom Kopf entfernt sein mag, hat sie doch eine feste Verbindung zu unserem Gehirn, unserer Vitalität und unserer Fähigkeit Glück zu empfinden.

Das Halten des Energieschlosses Nr. 7 hilft:
- Glück zu empfinden
- Vitalität und Lebenskraft zu stärken
- Den Kopf frei zu bekommen
- Die Basis nicht zu verlieren, während unsere Gedanken 'fliegen'
- Der geistigen Entwicklung

Verbundene Gesundheitsprobleme:
- Verdauung
- Druck im Brustbereich
- Asthma, Probleme beim Atmen
- Heuschnupfen, Allergien
- Schockzustand
- Übelkeit
- Schwindelgefühl

▶ Halten Sie beide Energieschlösser Nr. 7 [ES 7]
in einem Sandwich-Griff um Ihre großen Zehen.

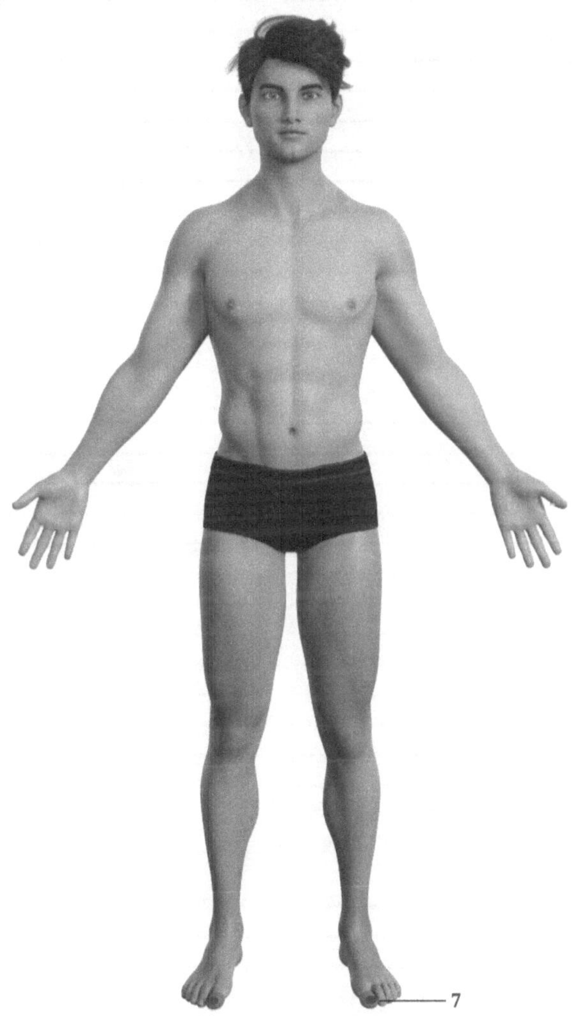

▶ Als Ersatz halten Sie Ihren Ringfinger (links oder rechts)

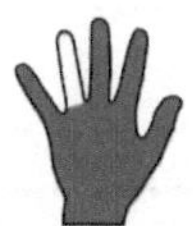

28 Montag

29 Dienstag

30 Mittwoch

Donnerstag 31

Freitag 01

Samstag 02

Sonntag 03

Notizen

04 Montag

05 Dienstag

06 Mittwoch

Donnerstag 07

Freitag 08

Samstag 09

Sonntag
Palmsonntag 10

Notizen

Übung für Woche 15 und 16 – Energieschloss Nr. 8

Rhythmus – Stärke – Frieden

Die 8 als waagrecht liegendes Zeichen ist bekannt als Symbol für die Unendlichkeit und die Unbegrenztheit. Das Zeichen der 8 besteht aus zwei aufeinander gestellte '0'-Kreisen, die die Bedeutung der 0 verdoppeln.

Wir haben bereits unter Nr. 1 gelesen, dass die 0 für die allumfassende Energie steht, die uns unerschöpflich umgibt. Das Japanische Buch der Weisheit bezeichnet sie als das 'kosmische Ei'. In dieser Hinsicht verbindet auch die 8 Himmel und Erde in einer unendlichen Bewegung und Vitalität, ohne Basis oder Oberseite, alles umfassend mit seinen unendlichen Kreisen.

Die 8 ist nach Mary Burmeister die 'höchste weibliche Zahl' in der Jin Shin-Heilkunde. Sie mögen sich darüber wundern, da die Nummern der Energieschlösser noch bis 26 weitergehen. Aber die Quersumme keiner der noch folgenden Nummern, nicht einmal der 26, überschreitet die 8. Alle geraden Zahlen sind mit dem 'weiblichen' Element verbunden, alle ungeraden mit dem 'männlichen'. Die 'männlichen' Energieschlösser helfen der Energie, vorne am Körper abzusteigen und damit Dinge loszulassen und zu lösen, z.B. Verdauungsprobleme, schlechte Gefühle oder beunruhigende Erinnerungen. Die 'weiblichen' Energieschlösser hingegen helfen der Energie, auf der Körperrückseite aufzusteigen und verbreiten somit Energie um zu nähren, zu ermutigen und zu heilen.

Unterhalb des Knies an der Außenseite der Wade hilft diese Nummer uns, den richtigen Rhythmus zu finden und für das woran wir glauben einzustehen.

Das Halten des Energieschlosses Nr. 8 hilft:
* Verantwortung zu übernehmen
* Richtige Entscheidungen zu treffen und die eigene Position zu finden
* Für seine Haltung einzustehen
* Tanzen

Verbundene Gesundheitsprobleme:
* Legasthenie, hilft der richtigen Zusammenarbeit der beiden Gehirnhälften
* Muskelspannungen, Krämpfe, besonders in den Waden
* Hautprobleme, Akne, Verbrennungen, Strahlungsschäden
* Fortpflanzung und damit verbundene Organe
* Prostata, Beckenbereich
* Durchfall und Verstopfung, und generell Aufnahme und Ausscheidung

▶ Halten Sie beide Energieschlösser Nr. 8 [ES 8] an der Außenseite Ihrer Unterschenkel.

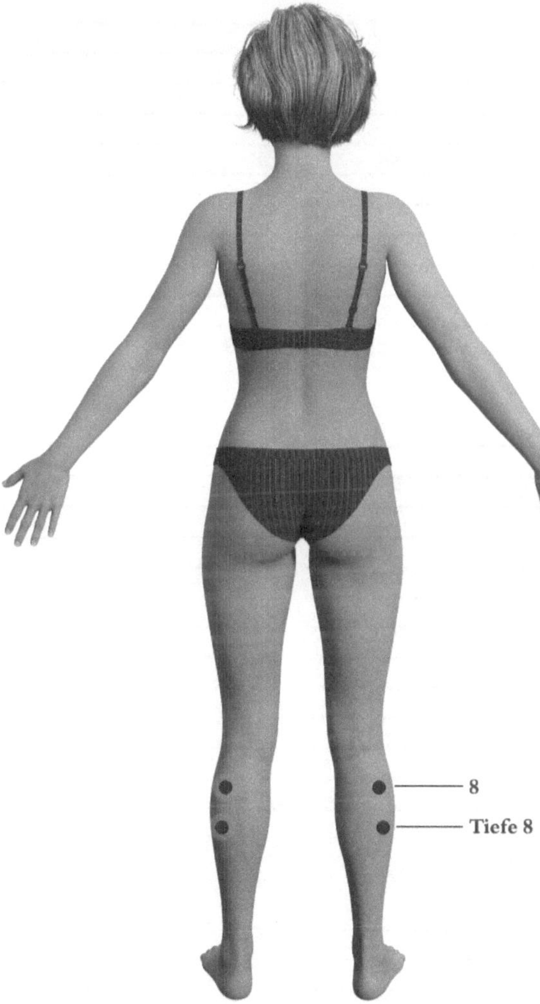

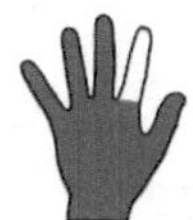

▶ Als Ersatz halten Sie Ihren Zeigefinger (links oder rechts; beide Zeigefinger können auch gleichzeitig gehalten werden.)

11 Montag

12 Dienstag

13 Mittwoch

Donnerstag
Gründonnerstag
14

Freitag
Karfreitag
15

Samstag **16**

Notizen

Sonntag
Ostersonntag
17

18 **Montag**

Ostermontag

19 **Dienstag**

20 **Mittwoch**

Donnerstag 21

Freitag 22

Samstag 23

Sonntag 24
Ostern (Ostkirche) / Weißer Sonntag

Notizen

Übung für Woche 17 und 18 – Energieschloss Nr. 9

Ende eines Zyklus und der Beginn eines neuen

Bisher haben wir sehr aktive Nummern kennengelernt. Im Gegensatz dazu ist die Nummer 9 passiv und benötigt äußeren Einfluss, um beginnen zu können. Wir können die Region auf dem Rücken zwischen den Schulterblättern und der Wirbelsäule nicht einmal selbst erreichen. Aber die Nummer kann ersatzweise durch Halten der Oberarme in etwa der gleichen Höhe des Energieschlosses auf dem Rücken geströmt werden. (Wir werden später noch sehen, dass diese Region auf dem Arm nahe dem Energieschloss 19 eng mit der Nummer 9 verbunden ist.)

Wie das Zeichen der Nummer bestehend aus einem vollen Kreis '0', hat ein Kreislauf vollständig geendet, wobei wir für den neu beginnenden Kreis einen äußeren Auslöser benötigen, damit dieser starten kann.

Aber die 9 zeigt uns voller Hoffnung auf, dass jeder Anfang bereits ein Ende in sich trägt, während jedes Ende gleichzeitig bedeutet, dass etwas Neues anfängt. Das Energieschloss 9 steht für ungelöste Probleme, die uns immer wieder, wie in einem Teufelskreis, zu der gleichen Reaktion führen. Wir müssten daher innehalten und überlegen, um den Fehler und die Ursache für unsere Probleme zu verstehen, damit wir diese auch lösen und endlich unsere Handlungsweise ändern können.

Das Halten des Energieschlosses Nr. 9 hilft:
* Langanhaltende Probleme lösen zu können
* Verhaltensweisen zu ändern
* Die Kraft zu finden, Abhängigkeiten und Sucht zu überwinden
* Veränderungen zu bewältigen

Verbundene Gesundheitsprobleme:
* Stauungen im Brustbereich
* Atmung, Asthma, Stirnhöhlen, Nasennebenhöhlen
* Heuschnupfen, Allergien
* Rücken, Hüften, Beine und Füße
* Kopf
* Blutdruck
* Schwangerschaft
* Wachstum

▶ Halten Sie beide Energieschlösser Nr. 9 [ES 9].
Da diese Körperregion für einen selbst schwer erreichbar ist, umarmen
Sie sich und greifen mit Ihren Händen um Ihre Oberarme, etwa in der
gleichen Höhe der 9 auf dem Rücken. Dieser Bereich wird 'Hohe 19'
genannt und ist eng mit der Nr. 9 verbunden.

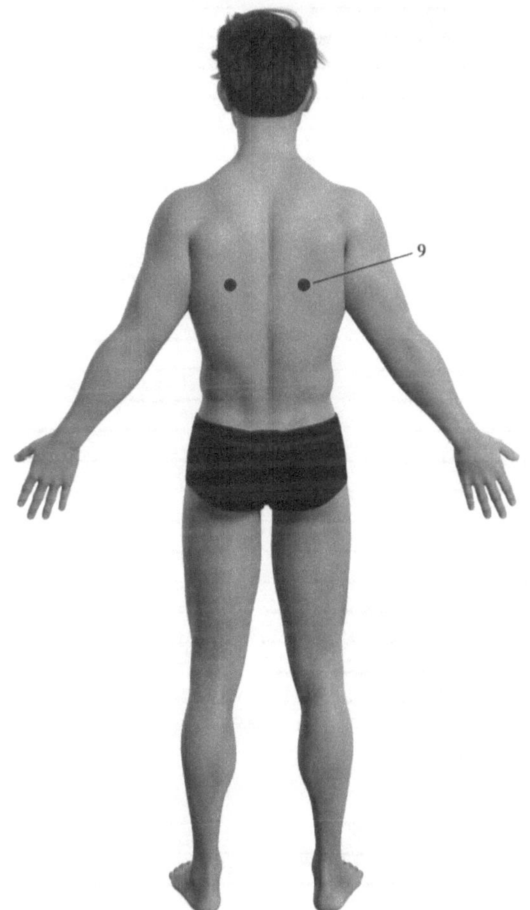

▶ Als Ersatz halten Sie ihren Daumen (links oder rechts; mit leicht
gedrehten Armen können beide Daumen gleichzeitig gehalten werden.)

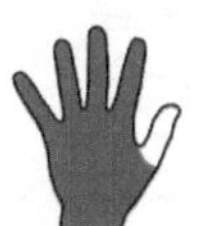

25 **Montag**
Markustag

26 **Dienstag**

27 **Mittwoch**

Donnerstag 28

Freitag 29

Samstag 30

Sonntag 01
Tag der Arbeit

Notizen

02 Montag

03 Dienstag

04 Mittwoch

Donnerstag 05

Freitag 06

Samstag 07

Sonntag
Muttertag 08

Notizen

Übung für Woche 19 und 20 – Energieschloss Nr. 10

Erguss grenzenloser Lebenskraft – Reservoir der Fülle

Die Nummer 10 hat für unseren Körper eine besondere Bedeutung, mit unseren 10 Zehen und 10 Fingern. Ebenso sind die meisten Maßeinheiten und Rechensysteme darauf aufgebaut und auch die religiöse Verwendung mit den 10 Geboten und die mystische Interpretation in der Kabbala zeigen die zentrale Bedeutung dieser Zahl, die im 'Herzen' aller Dinge liegt.

Als gerade Zahl ist die 10 mit dem 'weiblichen' Element verbunden, aber die 10 bringt 'männliche' und 'weibliche' Energie in gleichem Maß in Bewegung. Obwohl die Jin Shin-Heilkunde 'männlich' und 'weiblich' mit Nummern in Verbindung bringt, bedeutet das nicht, dass z.B. eine männliche Zahl nur für Männer ist! Wir bestehen aus einer Harmonie und frei fließenden Energie, die beide Elemente in gleicher Weise benötigt. Die 10 ist eine sehr ausgewogene Nummer, die beide Anforderungen von Freigeben und Aufnehmen, von auf- und absteigender Energie, gleichmäßig versorgt. Daher ist die 10 auch besonders für die Atmung und den Kreislauf bedeutsam.

Mit ihrer Fülle an Vitalität und Bewegung repräsentiert diese Nummer auch die zwei Teile aus denen sie besteht, die 1, mit ihrer Verbindung zu der Knieregion, und der 0, der unendlichen Quelle an Energie.

Die 10 ist daher das ideale Energieschloss für sportliche Aktivitäten.

Das Halten des Energieschlosses Nr. 10 hilft:
- Bei Angelegenheiten, die uns sehr am Herzen liegen
- Bei Sport und anderen Aktivitäten, mit Energie
- Unsere Lasten zu tragen und Ausgeglichenheit zu erreichen

Verbundene Gesundheitsprobleme:
- Hüften, Nacken, Schultern
- Knieverletzung und -schmerzen
- Tennisarm, seitlicher Ellbogen
- Herz, Blutdruck, Kreislauf, Schwindelgefühle
- Augen
- Nieren
- Verstand, Lernen (Legasthenie)
- Atmung, Spannungen im Brustbereich
- Stimme

▶ Halten Sie beide Energieschlösser Nr. 10 [ES 10].
Wie bei der Nummer 9 kann diese Region auf dem Rücken nur schwer selbst erreicht werden, aber der Griff kann durch das Halten unserer Oberarme in der Höhe der Nummer auf dem Rücken ersetzt werden. Dieser Bereich auf dem Arm wird 'Hohe 19' genannt und ist stark mit den Nummern 9 und 10 verbunden, wobei die Nr. 10 etwas höher liegt.

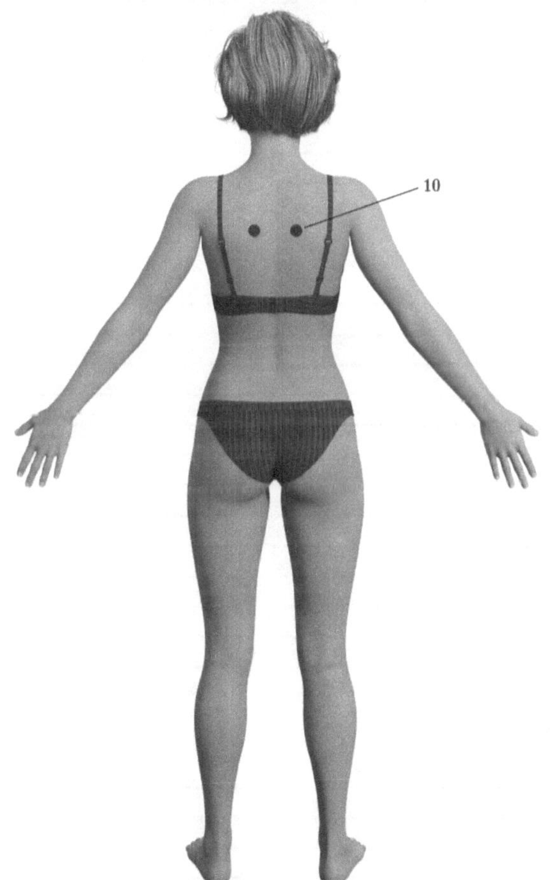

▶ Als Ersatz halten Sie Ihren Zeigefinger (links oder rechts; beide Zeigefinger können auch gleichzeitig gehalten werden.)

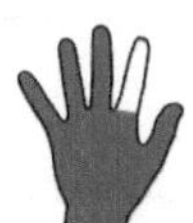

09 Montag

10 Dienstag

11 Mittwoch

Donnerstag 12

Freitag 13

Samstag 14

Sonntag 15

Notizen

16 Montag

17 Dienstag

18 Mittwoch

Donnerstag 19

Freitag 20

Samstag 21

Sonntag 22

Notizen

Übung für Woche 21 und 22 – Energieschloss Nr. 11

Gerechtigkeit – Abladen von überschüssigem Gepäck

Die Nummer 11 ist auf den Schultern hin zum Hals, genau an dem Punkt, an dem es schmerzt wenn Sie fester drücken. Daran erkennen Sie, dass Sie den richtigen Punkt erreicht haben, aber Sie brauchen sich nicht weh zu tun. Um sich zu strömen legen Sie nur Ihre Finger auf diese Region.

Mit all den Digen, die wir Tag ein Tag aus mit uns herumschleppen, sowohl physisch als auch mental, sind unsere Schultern voll beladen mit überflüssigem Ballast, der unsere Energie und unser Wohlbefinden blockiert. Daher spielt dieser Punkt eine bedeutende Rolle dabei, alle unsere körperlichen Blockaden abzuschütteln und uns geistig von unseren Belastungen zu befreien, um wieder frei atmen und uns leichter bewegen zu können.

So wie uns Ungerechtigkeit nach unten zieht und belastet, so befreit uns Gerechtigkeit und beflügelt uns. Dieser Prozess spiegelt sich in der 11 wieder. Bemerkenswert ist auch, dass Menschen, die gesellschaftlich wegen ihrer außerordentlichen Leistungen oder ihrer Bedeutung geehrt werden sollen, mit Epauletten und Schulterabzeichen 'hervorgehoben' werden, fast so als würde man um die Wichtigkeit dieser Körperregion wissen, durch die fast alle Energieströme fließen.

Das Halten des Energieschlosses Nr. 11 hilft:
- Den Geist von Altlasten und Sorgen zu befreien
- Entscheidungsfindung
- Mit Schuldgefühlen, Ängsten und leeren Bemühungen umzugehen

Verbundene Gesundheitsprobleme:
- Körperhaltung
- Kopf, Nacken, Schultern
- Arme, Hände, Finger
- Brustbereich
- Atmung und Kreislauf
- Blut, besonders Blutgefäße, Adern
- Hüften, Beine,
- Hexenschuss, Ischias
- Bauchspeicheldrüse, Verdauungsorgane
- Verdauung allgemein, besonders Aufnahme und Abgabe

▶ Halten Sie beide Energieschlösser Nr. 11 [ES 11]
   kreuzweise oder auch parallel zwischen Schultern und Hals.

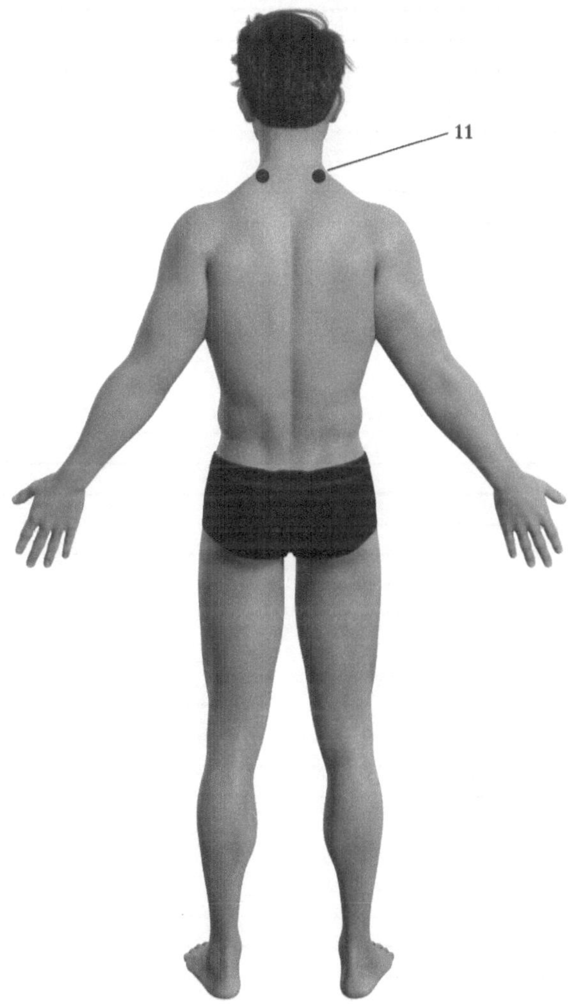

▶ Als Ersatz halten Sie den Zeigefinger (links oder rechts;
   es können auch beide Zeigefinger gleichzeitig gehalten werden.)

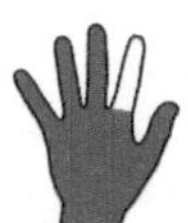

23 Montag

24 Dienstag

25 Mittwoch

Donnerstag 26
Christi Himmelfahrt / Vatertag

Freitag 27

Samstag 28

Sonntag 29

Notizen

30 Montag

31 Dienstag

01 Mittwoch

Donnerstag 02

Freitag 03

Samstag 04

Sonntag
Pfingstsonntag 05

Notizen

Übung für Woche 23 und 24 – Energieschloss Nr. 12

'Dein Wille geschehe' – Unterordnung des persönlichen unter den universellen Willen – Anpassung an die Naturgesetze

Die Nummer 12 in unserem Nacken rechts und links neben der Wirbelsäule hat eine komplexe Ansammlung an Bedeutungen, da sie zugleich die Eigenschaften der Bestandteile 1 und 2 sowie der Quersumme 3 enthält. Mit dieser Kombination steht die 12 für die Verbeugung vor dem 'höheren Willen' und den Respekt vor der Schöpfung, sie beinhaltet aber auch das Akzeptieren von Regeln, die wir nicht ändern können.

Im sozialen Miteinander beugen wir unseren Kopf genau an dieser Stelle der Nummer 12, als Zeichen des Respekts und als Zeichen des Grußes. Das Beugen des Kopfes hat eine lange historische Tradition, aber es ist heute noch genauso in Gebrauch wie früher und ist damit keineswegs ein 'altmodisches' Verhalten.

Die 12 zeigt uns auch die Freiheit, die durch klare Regeln und Verhaltensweisen in gewissen Lebensbereichen gewonnen werden kann, soweit man denn die Regeln versteht und nachvollziehen kann. Das mag widersprüchlich klingen, aber diese Nummer versöhnt uns in gewisser Weise mit Regeln, so dass wir nicht deren Einschränkung, sondern deren Freiheit schätzen, da sie dem Leben eine gewisse Ordnung geben und uns dadurch ermöglichen, unserer Bestimmung gemäß zu wachsen und unsere Persönlichkeit zu entfalten.

Das Halten des Energieschlosses Nr. 12 hilft:
* Den Kopf frei zu bekommen, Konzentration
* Emotionale Blockaden zu lösen
* Unvermeidbare Dinge und Situationen zu akzeptieren
* Mit der Arbeitslast voranzukommen
* Emotionen auszugleichen

Verbundene Gesundheitsprobleme:
* Schmerzen im Nacken
* Schultern, Arme und Finger
* Hexenschuss, Ischias
* Schleudertrauma

▶ Halten Sie beide Energieschlösser Nr. 12 [ES 12] im Nacken hinten am Hals neben der Wirbelsäule.

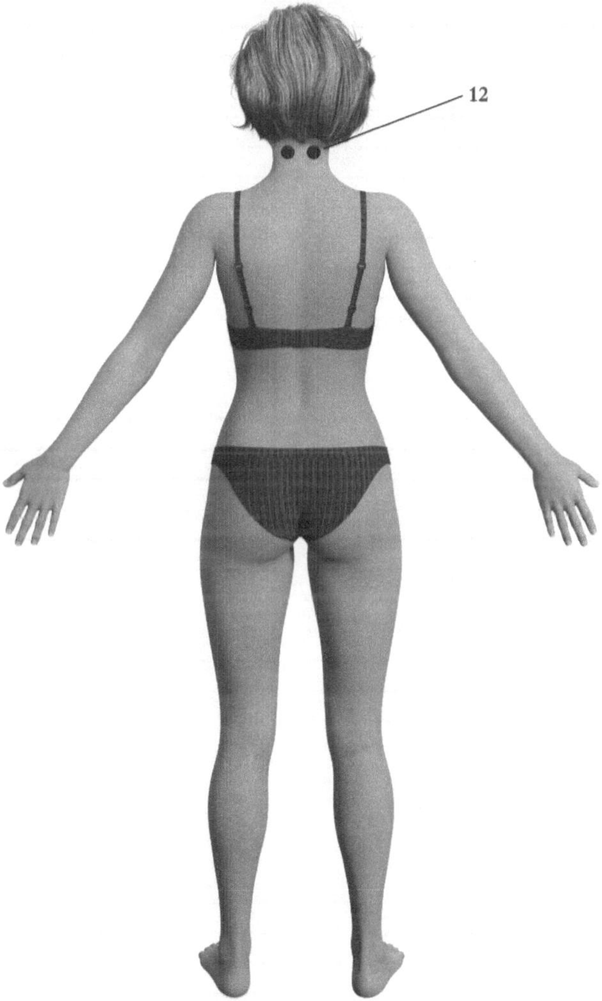

▶ Als Ersatz halten Sie Ihren Mittelfinger (links oder rechts)

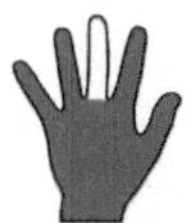

06 Montag
Pfingstmontag

07 Dienstag

08 Mittwoch

Donnerstag 09

Freitag 10

Samstag 11

Sonntag 12

Notizen

13 Montag

14 Dienstag

15 Mittwoch

Donnerstag
Fronleichnam
16

Freitag
17

Samstag
18

Notizen

Sonntag
19

Übung für Woche 25 und 26 – Energieschloss Nr. 13

Öffne Dein Herz, auch für Andersdenkende – Fruchtbarkeit – Jungbrunnen

Die Nummer 13 mit ihrer Quersumme 4, dem Fenster, das Brücken zwischen Körper und Geist bildet, nutzt diese Bedeutung der 4 und erweitert sie um die Verbindung zum Schöpfer.

Zugleich nutzt sie die Interpretationsbreite der Zahl im Tarot. Dort bedeutet die 13, der Tod, das Ende von etwas, das zugleich Raum für etwas Neues, einen neuen Anfang, schafft. Etwas Neues kann entstehen, wenn wir unterdrückte Gefühle, wie Ärger, Reue, Schuldgefühle und Hass, auflösen, um Raum für Fürsorge und allumfassende Liebe zu schaffen.

Wenn wir Verständnis für die Dinge und uns umgebenden Personen aufbringen und die Meinung anderer respektieren, fühlen wir uns erleichtert und entspannt. Ruhig und ohne Sorgen- oder Zornes-Falten sehen wir jünger aus. Das ist, wie die Nummer 13 von Verständnis und Liebe zu ihrer Bedeutung des Jungbrunnens kommt.

Von Leuten umgeben zu sein die uns 'verstehen', gibt uns eine Vorstellung davon, wie fördernd und unterstützend solch eine Umgebung für die persönliche Weiterentwicklung und den Zusammenhalt sowie das Wohl der ganzen Gruppe sein kann. Mary Burmeister leitet uns daher an, *„sei die Quelle und nicht das Staubecken"*, teile und sei nicht nur der Empfänger.

Das Halten des Energieschlosses Nr. 13 hilft:
* Eine gemeinsame Basis und Grundlage zu finden
* Sich mit anderen Menschen zu verständigen
* Geistige und emotionelle Spannungen aufzulösen
* Der Spiritualität

Verbundene Gesundheitsprobleme:
* Schultern, Nacken, Körperhaltung
* Brustbereich, Herz, Spannungen, Atemwege
* Immunsystem, Krebs
* Bauchbereich, alle Schleimhäute
* Schilddrüse, Stoffwechsel
* Fruchtbarkeit, Liebesleben, Regenerierungskraft
* Fortpflanzungsorgane, Frauenprobleme

▶ Halten Sie beide Energieschlösser Nr. 13 [ES 13] oberhalb der Brust, entweder auf beiden Seiten oder überkreuzt.

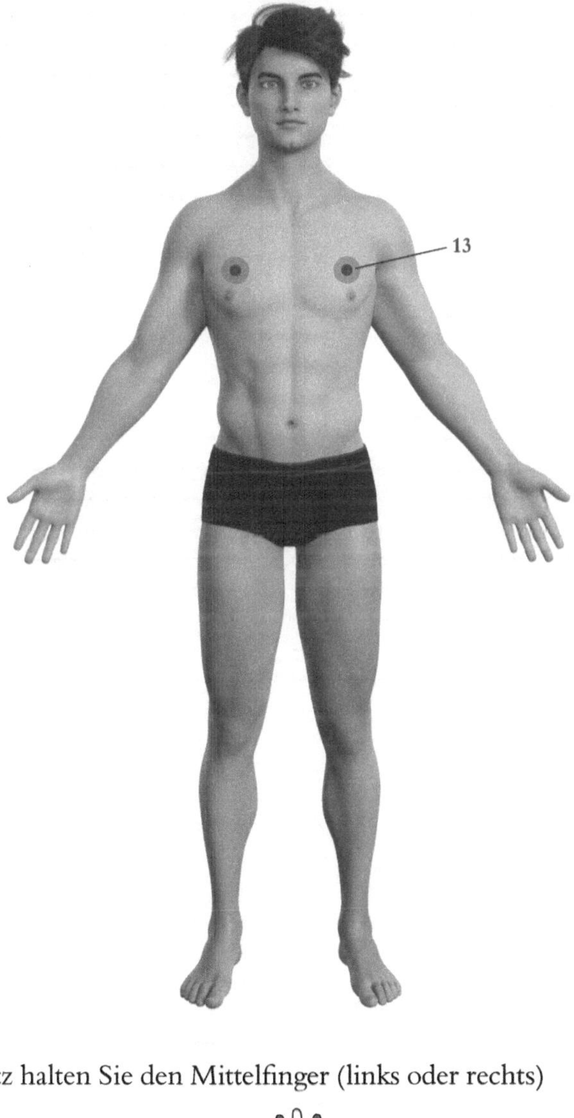

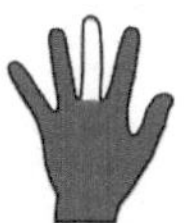

▶ Als Ersatz halten Sie den Mittelfinger (links oder rechts)

20 **Montag**

21 **Dienstag**
Sommersonnenwende

22 **Mittwoch**

Donnerstag 23

Freitag 24
Johannistag

Samstag 25

Notizen

Sonntag 26

27 Montag

28 Dienstag

29 Mittwoch

Donnerstag 30

Freitag 01

Samstag 02

Notizen

Sonntag 03

Übung für Woche 27 und 28 – Energieschloss Nr. 14

Gleichgewicht – Nahrungsquelle

Mit der Verbindung aus den Zahlen 1 und 4 mit ihrer Quersumme 5, steht diese Zahl für das Sehen, möchte aber gleichzeitig auch verstehen und verdauen was wir sehen. Nicht nur schweres Essen, sondern auch verstörende Dinge die wir sehen, benötigen eine Klärung und Auflösung. Hierbei kann uns die Zahl 14 helfen. Von den Zahlen 1 und 4 erbt die 14 ihre Bedeutung des Brückenbaus in überdimensionale und transzendentale Bereiche, gibt uns aber auch die Fähigkeit, die Dinge dic wir erhalten vollständig zu verarbeiten und zu verstehen, mag dies nun Nahrung für unseren Körper oder geistige Nahrung für unseren Verstand sein. Wir benötigen beides gleichermaßen für unser Wohlbefinden.

Daher hat die Nummer 14 eine ausgleichende Wirkung auf unser gesamtes Dasein, unseren Körper, aber auch unsere Verdauungsorgane, die sie in besonderer Weise schützt. Im Zentrum unseres Körpers an den unteren Enden der Lunge hat sie auch einen wohltuenden Einfluss auf unsere Atmung und verbundene Gesundheitsprobleme und beschützt damit einen zentralen Punkt unseres Körpers, den Solarplexus, unsere Verbindung mit der Sonne.

Das Halten des Energieschlosses Nr. 14 hilft bei:
* Albträumen, schlechten Träumen
* Harmonisierung unserer Gedanken
* Auflösung von Schuldgefühlen und Wut
* Stressbewältigung
* Einschlafen

Verbundene Gesundheitsprobleme:
* Magenschmerzen
* Schnarchen
* Schluckauf
* Knoten im Hals
* Asthma
* Zähneknirschen
* Beschwerden im Bauchbereich
* Blähungen
* Herzprobleme

▶ Halten Sie beide Energieschlösser Nr. 14 [ES 14]
am Ende des Brustkorbs, entweder auf beiden Seiten oder überkreuzt.

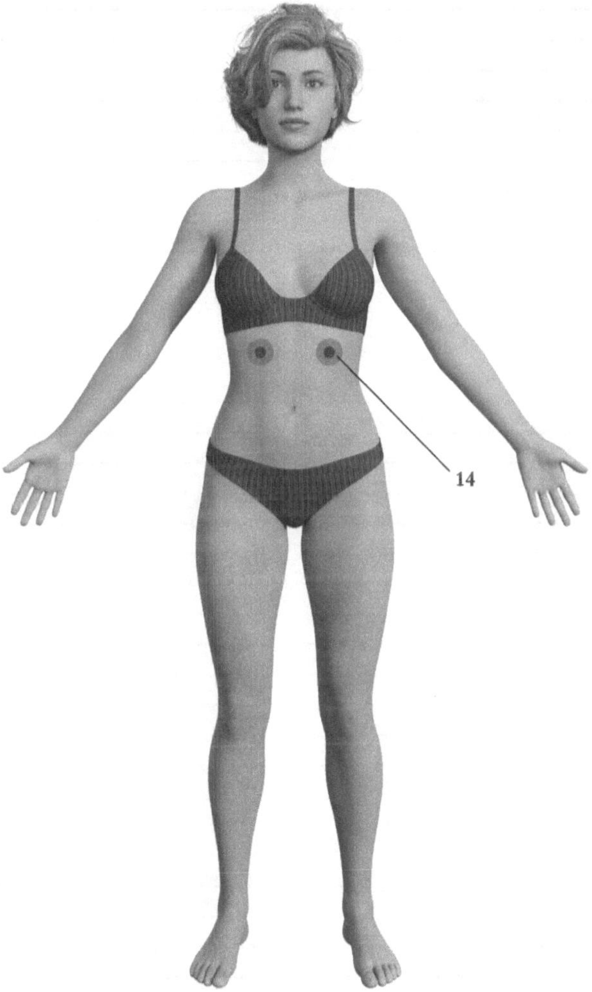

14

▶ Als Ersatz halten Sie den Ringfinger (links oder rechts)

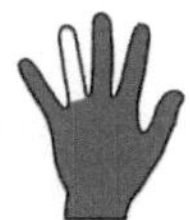

04 Montag

05 Dienstag

06 Mittwoch

Donnerstag 07

Freitag 08

Samstag 09

Notizen

Sonntag 10

11 Montag

12 Dienstag

13 Mittwoch

Donnerstag 14

Freitag 15

Samstag 16

Sonntag 17

Notizen

Übung für Woche 29 und 30 – Energieschloss Nr. 15

'Wasche Dein Herz mit Lachen'

Die Nummer 15 beschützt die Sexualorgane und verbindet sie direkt mit unserem Herzen. Darauf bezieht sich auch die Bedeutung des 'Lachens'. Wer verliebt ist, wird die Bedeutung unmittelbar verstehen und die Verbindung zu diesem besonders erhebenden Zustand unseres Herzens herstellen können. Das Lachen fällt uns leicht, wenn wir uns in der Gegenwart anderer wohl fühlen, es öffnet Herzen und ermöglicht überschwängliche Glücksgefühle. Mit frei geschenkter Zuneigung öffnet sich die Nummer 15, sie möchte aber zugleich beschützt und umsorgt werden. Auch versucht sie, unser emotionales Gleichgewicht zu bewahren und die Leute zu behüten, die uns am Herzen liegen.

Die Nummern 13, 14 und 15 gehen eine besonders enge Verbindung ein: Vom Bewusstsein und der Fruchtbarkeit der 13 im Herzbereich, über die 14 mit ihrem Verständnis des menschlichen Handelns, zur 15 mit ihrer körperlichen Komponente. Alle drei zusammen sind unumgängliche Elemente für unsere Sexualität und unsere emotionale Verbindung zu unseren Mitmenschen.

Mit den zusätzlichen Bedeutungen der Zahlen 1, 5 und der Quersumme 6 haben wir in der 15 eine besondere Hilfe, Ausgewogenheit und Freude in unseren Beziehungen herzustellen und aufrechtzuerhalten.

Das Halten des Energieschlosses Nr. 15 hilft:
* Emotionalem Ausgleich
* Freude zu finden
* Erfüllte Partnerschaften zu leben

Verbundene Gesundheitsprobleme:
* Spannungen im Beckenbereich, in den Beinen, Hüften, Knien, Füßen
* Herzrhythmusstörungen
* Adern, besonders Durchblutung in den Beinen
* Krampfadern
* Rückenschmerzen
* Operationen
* Verdauung, Blähungen
* Gicht
* Verstauchungen und Brüche

▶ Halten Sie beide Energieschlösser Nr. 15 [ES 15] in der Leistenbeuge.

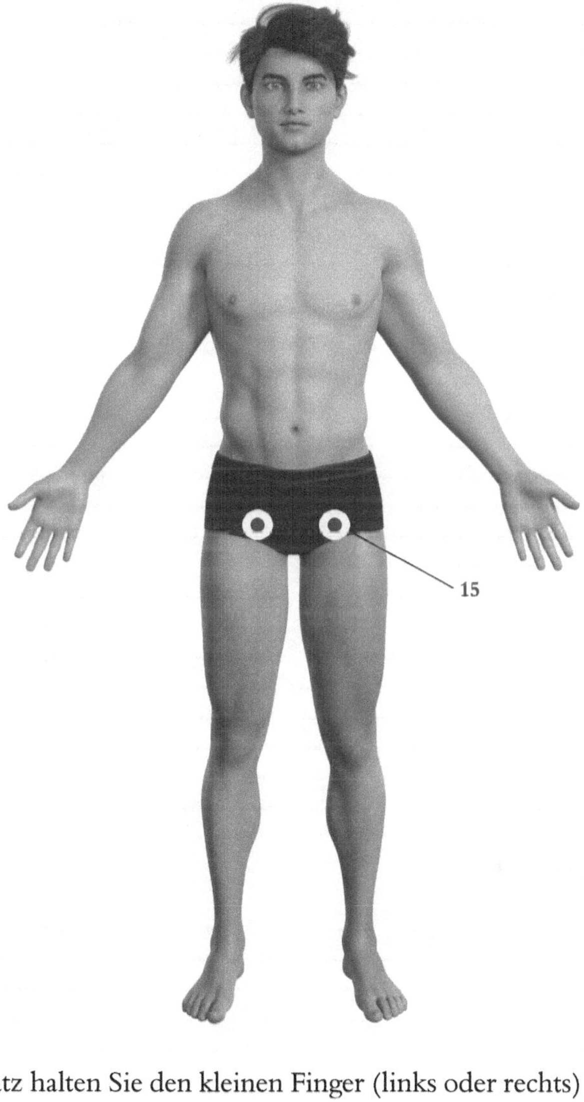

▶ Als Ersatz halten Sie den kleinen Finger (links oder rechts)

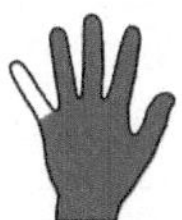

18 Montag

19 Dienstag

20 Mittwoch

Donnerstag 21

Freitag 22

Samstag 23

Sonntag 24

Notizen

25 Montag

26 Dienstag

27 Mittwoch

Donnerstag 28

Freitag 29

Samstag 30

Sonntag 31

Notizen

Übung für Woche 31 und 32 – Energieschloss Nr. 16

*Grundlage für unser Dasein – Handlungen – Wandlung –
Brücke zur Aktivität*

Mit der Nummer 16 verlassen wir das zweite Stockwerk unseres Hauses und begeben uns in den dritten Stock mit Doppelzimmern, in denen wir mit anderen Menschen interagieren und deren Einfluss ausgesetzt sind.

Unterhalb des Außenknöchels unseres Fußes, enthält die 16 die Zahlen 1 und 6 mit deren Quersumme 7 mit der Bedeutung 'Sieg'.

Wir benötigen die Ausgeglichenheit und Balance der Nummer 6, wenn wir unsere Angelegenheiten und Interaktionen überdenken, um aktiv zu werden und Dinge in einer neuen Weise anzupacken; um aus unseren Fehlern zu lernen.

Diese Nummer ist besonders wichtig, wenn wir emotionale und körperliche Verletzungen behandeln wollen und hilft auch unmittelbar, Narbengewebe aufzulösen. (Zur Behandlung von Narben, halten Sie eine Hand über den Bereich der Narbe und die andere auf das Energieschloss 16.)

Das Halten des Energieschlosses Nr. 16 hilft:
* Mit Veränderungen zurecht zu kommen
* Gedanken zu klären
* Logischem Denken
* Zu handeln
* Etwas Neues aufzubauen
* Bei emotionalen Verletzungen

Verbundene Gesundheitsprobleme:
* Migräne, Kopfschmerzen im Stirnbereich
* Steifheit im Nacken
* Schmerzen im Kiefer
* Verletzungen
* Narben
* Fortpflanzung und Fortpflanzungsorgane
* Ausscheidung
* Knochen
* Muskelverspannungen, Wadenkrämpfe, Steifheit
* Arthritis, Phantomschmerzen

▶ Halten Sie beide Energieschlösser Nr. 16 [ES 16] unterhalb der Außen-knöchel. (Am bequemsten, wenn die Beine angewinkelt sind, z.B. auf einem Stuhl oder im Bett.)

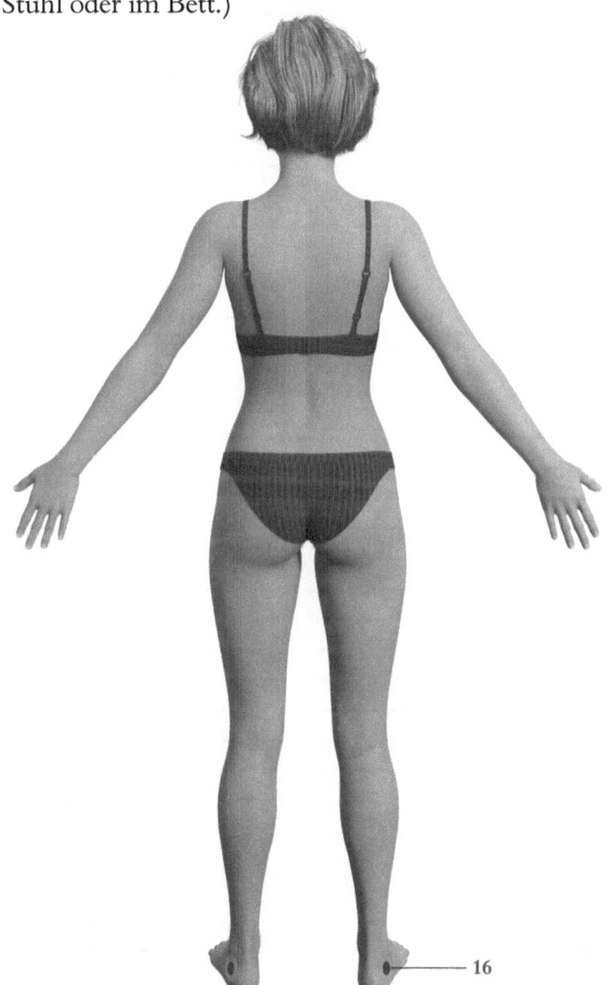

▶ Als Ersatz halten Sie den Daumen (links oder rechts; mit leicht gedrehten Armen können beide Daumen gleichzeitig gehalten werden.)

01 Montag

02 Dienstag

03 Mittwoch

Donnerstag 04

Freitag 05

Samstag 06

Notizen

Sonntag 07

08 Montag

09 Dienstag

10 Mittwoch

Donnerstag 11

Freitag 12

Samstag 13

Notizen

Sonntag 14

Übung für Woche 33 und 34 – Energieschloss Nr. 17

Entspannung von Verstand und Nerven – Intuition – Fortpflanzung

Beide Energieschlösser 17 gleichzeitig zu halten stellt ein Problem dar, das wir jedoch damit lösen können, dass wir unsere Arme drehen und beide Handgelenke umfassen. Dadurch kommen zwar nicht die Finger, sondern der Daumen auf der 17 zu liegen, aber auf diese Weise können wir die 17 strömen und die Energie in Fluss bringen.

Die Nummer 17 ist die erste der drei Nummern, die sich in der Jin Shin-Heilkunde auf unseren Armen befinden. Da unsere Arme von großer Bedeutung für uns sind, da (normalerweise) alles was wir tun durch unsere Hände erfolgt, haben auch diese drei Nummern eine große Bedeutung.

Die Region der Nummer 17 ist mit dem archaischen oder besser dem 'intuitiven' Teil unseres Gehirns verbunden, das unsere Körperfunktionen anleitet und reguliert. Auch unsere Hände werden oft unbewusst dadurch gesteuert und wir zeigen manchmal ohne es zu wollen mit unseren Gesten unseren Gemütszustand.

Mit den verbundenen Zahlen 1, 7 und der Quersumme 8 gewinnt die 17 zusätzlich an Bedeutung und unser Verstand beruhigt sich in der Gewissheit einer höheren Ordnung, die uns mit der spirituellen Dimension unserer Handlungen versöhnt.

Das Halten des Energieschlosses Nr. 17 hilft der:
* Entspannung, Stressbewältigung
* Öffnung des Verstandes, um Grenzen zu überschreiten
* Kreativität

Verbundene Gesundheitsprobleme:
* Verstand und Nerven
* Gefäße im Körper
* Atmung
* Schlafstörungen
* Knöchel
* Blähungen
* Herz und Brustbein
* Notfälle

▶ Halten Sie beide Energieschlösser Nr. 17 [ES 17]
mit dem Daumen an der Außenseite des Handgelenks.

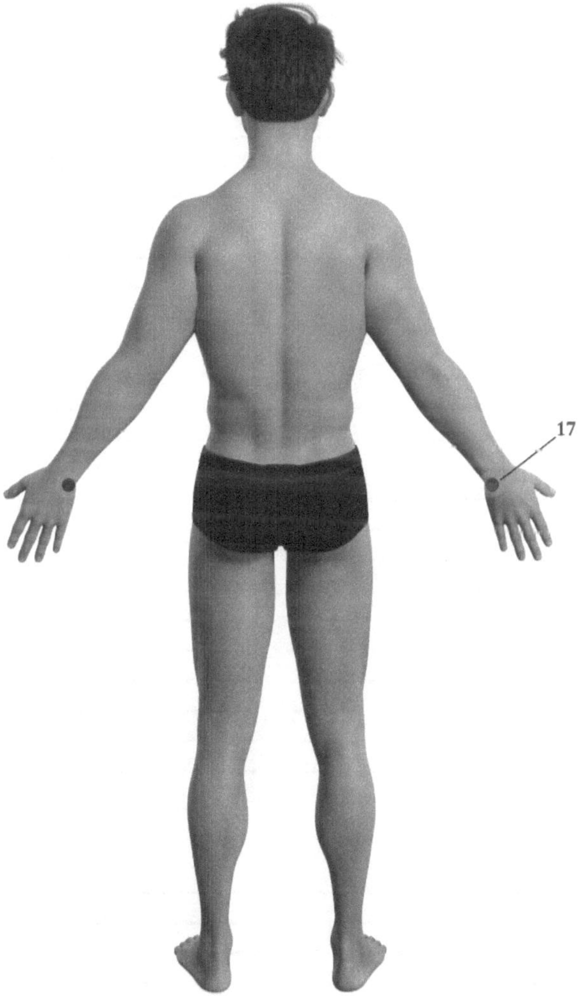

17

▶ Als Ersatz halten Sie den Ringfinger (links oder rechts)

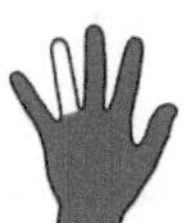

15 Montag
Mariä Himmelfahrt

16 Dienstag

17 Mittwoch

Donnerstag 18

Freitag 19

Samstag 20

Notizen

Sonntag 21

22 Montag

23 Dienstag

24 Mittwoch

Donnerstag 25

Freitag 26

Samstag 27

Sonntag 28

Notizen

Übung für Woche 35 und 36 – Energieschloss Nr. 18

Körperbewusstsein – Funktionen, die die menschliche Persönlichkeit beeinflussen

Die Nummer 18 ist bei den Mittelhandknochen zwischen Daumen und Zeigefinger angesiedelt.

Vielleicht haben Sie bereits Menschen dabei beobachtet wie sie sich diese Stelle reiben, besonders wenn sie sich während einer Rede konzentrieren wollen. Tatsächlich hilft dieser Punkt dabei, während einer langweiligen Rede wach zu bleiben, aber ganz im Gegensatz dazu auch dabei, einzuschlafen, z.B. wenn man sich nachts rastlos im Bett herumwälzt.

Dieses Energieschloss hilft unserer Haltung und harmonisiert unsere Bedenken und Sorgen und hilft darüber hinaus, uns selbst zu finden und sich in unserer Einzigartigkeit wohl zu fühlen.

Der Zusammenhang mit den Zahlen 1, 8 und der Quersumme 9, die bei der Nummer 18 mitschwingen, verstärkt ihre Bedeutung der ständigen Erneuerung. Wenn wir uns um unseren Körper sorgen und ihn gut behandeln, wird auch diese Erneuerung eine gute sein und wird Probleme reparieren und lösen. Aber wenn wir unseren Körper verausgaben und überanstrengen, kann die Erneuerung auf eine Weise erfolgen, die wir nicht beabsichtigen. Sorgen Sie also für die Wünsche und Bedürfnisse Ihres Körpers und geben Sie ihm ausreichend Erholung und geistige und physische Nahrung!

Das Halten des Energieschlosses Nr. 18 hilft:
* Wach zu bleiben, z.B. während eines Vortrags
* Einzuschlafen
* Sorgen und Bedenken zu harmonisieren
* Sein Zentrum zu finden, das 'Urvertrauen'
* Bei Problemlösungen
* Ruhe und Konzentration bei sich im Kreis drehenden Gedanken

Verbundene Gesundheitsprobleme:
* Befreit v.a. den Bauchbereich und vom Kopf bis zu den Füßen
* Rückseite des Kopfes
* Brustbein, Rippen
* Steifheit im Rücken
* Schlaflosigkeit

▶ Halten Sie beide Energieschlösser Nr. 18 [ES 18] zwischen Ihrem Daumen und Zeigefinger in einem Sandwich-Griff.

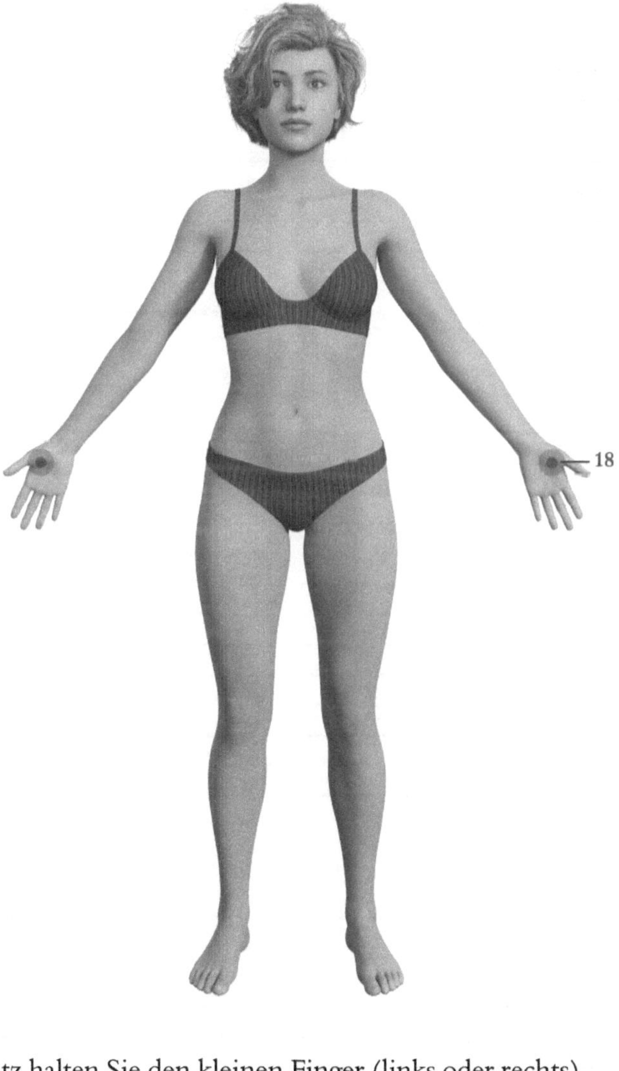

18

▶ Als Ersatz halten Sie den kleinen Finger (links oder rechts)

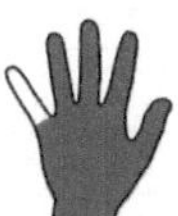

29 Montag

30 Dienstag

31 Mittwoch

Donnerstag 01

Freitag 02

Samstag 03

Notizen

Sonntag 04

05 Montag

06 Dienstag

07 Mittwoch

Donnerstag 08

Freitag 09

Samstag 10

Sonntag 11

Notizen

Übung für Woche 37 und 38 – Energieschloss Nr. 19

Autorität – Führungseigenschaften – Perfektes Gleichgewicht

Die Nummer 19 ist an der Ellenbeuge auf der Seite des Daumens angesiedelt und ist das dritte der Energieschlösser auf dem Arm. Das folgende Zitat von Mary Burmeister zeigt, welche große Bedeutung die Arme in der Jin Shin-Heilkunde haben: *„Der Schöpfer hat an seinen Armen nur unsere Hände“*.
Zusammen stehen die drei Energieschlösser 17, 18 und 19 auf den Armen für Tatkraft und Aktion und für das Umsetzen dessen, was wir uns vorgenommen haben. Dabei übernimmt die 19 die Führung über den Verstand der 18 und die Gesinnung und Absicht der 17. Das Ergebnis ist, dass wenn wir Handlungen mit einem klaren Kopf und besten Absichten ausführen, wir persönlich die Führung übernehmen und uns dabei in vollkommenem Gleichgewicht mit uns selbst und unserer Bestimmung fühlen.
Wie bereits früher bei den Nummern 9 und 10 erwähnt, haben diese beiden Nummern eine enge Beziehung zu der 19. Die 10 mit ihrer Quersumme 1 zeigt uns die allumfassende Wirkung auf alle Lebensbereiche bis hinein in die ultimative Einheit und Grundbedeutung des Lebens.
Mit den zahlreichen Bedeutungen der 19 und ihrer Bestandteile, hilft uns diese Zahl die persönliche Verantwortung für unser Leben zu übernehmen.
Das Energieschloss 19 ist derart wichtig, dass es durch ein zusätzliches Energieschloss ergänzt wird, die 'hohe 19'. Diese hilft besonders bei Schmerzen im oberen Rückenbereich (wo die Nummern 9 und 10 angesiedelt sind).

Das Halten des Energieschlosses Nr. 19 hilft:
* Verantwortung zu übernehmen
* Seine Bestimmung zu finden
* Zu handeln
* Beide Körperhälften und ihre Energie zu harmonisieren

Verbundene Gesundheitsprobleme:
* Brustbereich, Lunge
* Schluckauf
* Arme, Hände, Tennisarm
* Rückenschmerzen
* Rückseite der Beine

▶ Halten Sie beide Energieschlösser Nr. 19 [ES 19]
mit verschränkten Armen.

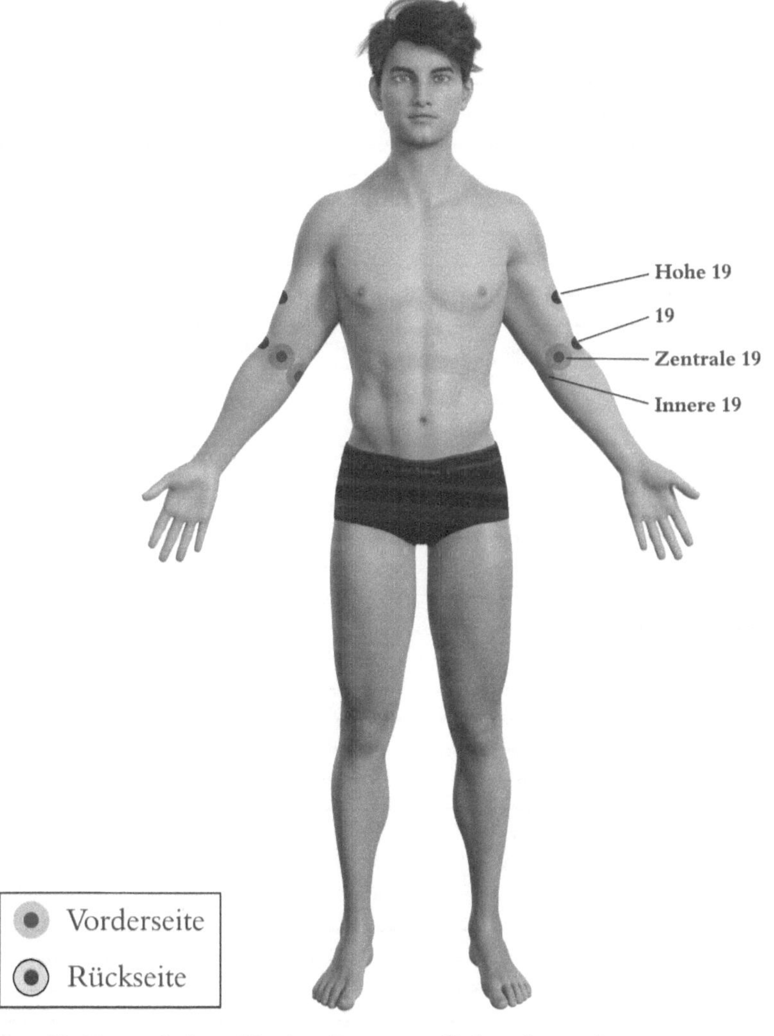

▶ Als Ersatz halten Sie den Daumen (links oder rechts;
mit leicht gedrehten Armen können beide Daumen gleichzeitig
gehalten werden.)

12 Montag

13 Dienstag

14 Mittwoch

Donnerstag 15

Freitag 16

Samstag 17

Notizen

Sonntag 18

19 **Montag**

20 **Dienstag**
Weltkindertag

21 **Mittwoch**

Donnerstag 22

Freitag 23
Herbst-Tagundnachtgleiche

Samstag 24

Notizen

Sonntag 25

Übung für Woche 39 und 40 – Energieschloss Nr. 20

Immerwährend – Ewigkeit – Gesunder Menschenverstand

Die Nummer 20 ist eine Region, von der wir ganz automatisch Gebrauch machen, besonders wenn wir müde sind, etwas überdenken, nachdenken oder uns an etwas erinnern wollen. Auch wenn wir einen bedeutsamen Moment oder Respekt ausdrücken möchten, berühren wir unsere Stirn an genau dieser Stelle.

Mit der Quersumme 2 beginnen wir mit der 20 die vielen Möglichkeiten mit neuen Augen zu sehen, aber auch immerwährende Strukturen und die Verbindung zwischen den Dingen zu erkennen. Wir fangen an zu verstehen und Brücken zwischen dem persönlichen und universellen Bewusstsein herzustellen und beginnen unseren Platz in dieser erkannten Ordnung zu finden.

Das Energieschloss 20 hilft unserem Verstand zur Ruhe zu kommen, so dass wir die immerwährende Weisheit in unser Leben und eigenes Bewusstsein einfließen lassen können.

Das Halten des Energieschlosses Nr. 20 hilft:
* Verstand und Gedankenprozesse zu beruhigen
* Auswendig zu lernen, sich zu erinnern, zu lernen
* Bei geistigen Aktivitäten
* Dem eigenen Bewusstsein
* Lösungen zu finden, während man sich selbst treu bleibt

Verbundene Gesundheitsprobleme:
* Migräne
* Schmerzende Augen, Augenlider
* Ohrenschmerzen
* Gleichgewicht
* Brustbereich, Herz
* Blase

▶ Halten Sie beide Energieschlösser Nr. 20 [ES 20] oberhalb der
Augenbrauen.

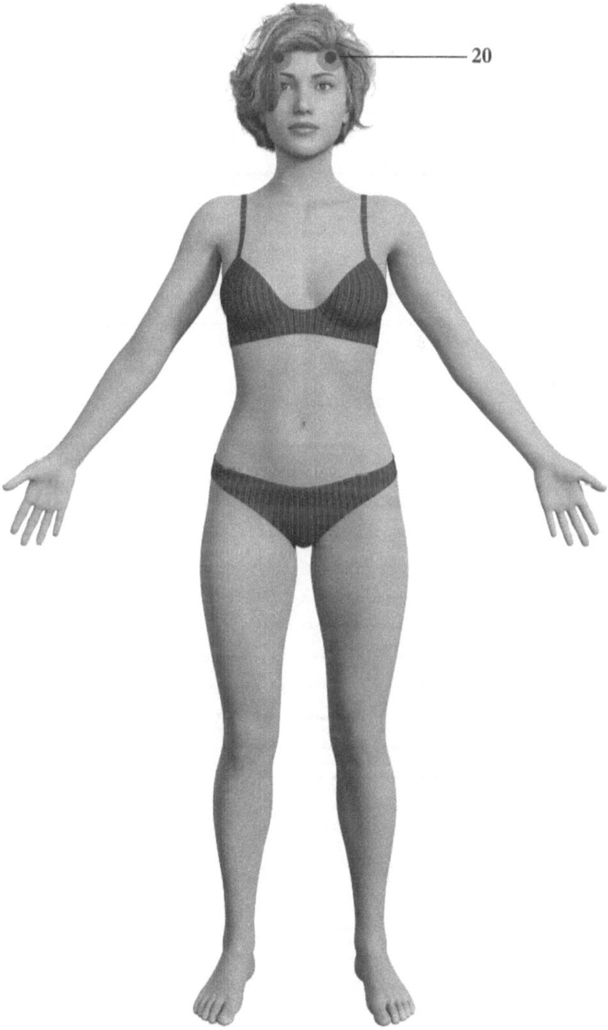

▶ Als Ersatz halten Sie den kleinen Finger (links oder rechts)

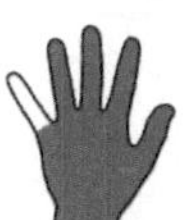

26 Montag

27 Dienstag

28 Mittwoch

Donnerstag 29

Freitag 30

Samstag 01

Notizen

Sonntag 02

03 Montag
Tag der Deutschen Einheit

04 Dienstag

05 Mittwoch

Donnerstag 06

Freitag 07

Samstag 08

Sonntag 09

Notizen

Übung für Woche 41 und 42 – Energieschloss Nr. 21

Urvertrauen – Sicherheit – Befreiung aus geistiger Sklaverei

Die Nummer 21 an unseren Backenknochen ist direkt mit dem Magen verbunden. Dieser möchte verdauen, sowohl unsere physische Nahrung als auch das, was wir geistig aufnehmen. Daher erinnert uns die 21 daran, dass wir mit einem vollen Magen nur schwer lernen oder effektiv denken können.

Das Energieschloss hilft uns dabei, die Energie für die körperliche Verdauung freizugeben und wenn diese erfolgreich erledigt ist, die Energie für einen klaren und freien Kopf bereitzustellen, um die volle Kapazität unserer geistigen Möglichkeiten erreichen zu können.

Mit einem klaren Kopf können wir alle Probleme, die wir bewältigen müssen, lösen und können uns von geistiger und physischer Gefangenschaft befreien.

Das Halten des Energieschlosses Nr. 21 hilft:
- Den Kopf freizubekommen und geistige Grenzen zu überwinden
- Gegen fixe Ideen und ausweglose Gedanken
- Ballast abzuladen auf allen Ebenen, körperlich und geistig
- Selbstbewusster zu sein

Verbundene Gesundheitsprobleme:
- Hilft zur Entspannung der Augen, des Gesichts und der Gesichtszüge
- Gewichtsregulierung, Essgewohnheiten
- Müdigkeit
- Schwindelgefühl
- Verdauung, Abladen von Ballast
- Depression
- Gefühlsschwankungen

▶ Halten Sie beide Energieschlösser Nr. 21 [ES 21]
   auf den Wangenknochen.

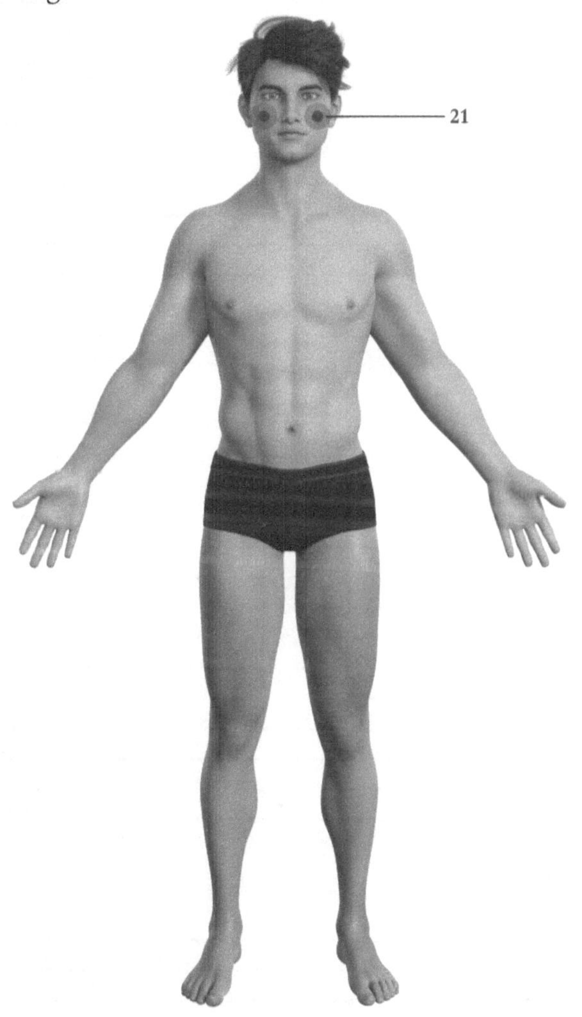

▶ Als Ersatz halten Sie den Daumen (rechts oder links;
   Mit leicht gedrehten Armen können beide Daumen gleichzeitig
   gehalten werden.)

10 Montag

11 Dienstag

12 Mittwoch

Donnerstag 13

Freitag 14

Samstag 15

Sonntag 16

Notizen

17 Montag

18 Dienstag

19 Mittwoch

Donnerstag 20

Freitag 21
Jin Shin Jyutsu-Tag

Samstag 22

Sonntag 23

Notizen

Übung für Woche 43 und 44 – Energieschloss Nr. 22

Vollständigkeit – Anpassung – Krone der Energieverteilung

Die Haltung, in der früher die Pharaonen in Ägypten beigesetzt wurden, bringt Sie genau zu dem Punkt der Nummer 22. Berühren Sie dazu die kleine Mulde unterhalb des Schlüsselbeins auf beiden Seiten.

Mit der doppelten Nummer 2, die für die Einatmung steht, und der Quersumme 4, dem 'Fenster' in andere Dimensionen, hat die Zahl 22 eine sehr umfangreiche Ansammlung an Bedeutungen, die oft mystisch als die '144.000 Körperfunktionen' bezeichnet werden, obwohl sie nicht wirklich gezählt werden können. Tatsächlich sind es weitaus mehr Funktionen, wenn jede Zelle, jedes Organ und jeder Partikel im Körper seine Aufgabe und Funktion hoffentlich ordnungsgemäß ausführt.

Das Energieschloss 22 ist das Zusammenwirken aller Elemente, Farben und Töne. Dies bedeutet für uns, dass alles was wir fühlen, jede Wahrnehmung unserer Sinne, von dieser Nummer umfasst, neu geordnet und harmonisiert wird. Mit der Nummer 20 erkennen wir unsere Bürden und Lasten, bei der 21 können wir diese loslassen und mit der 22 lernen wir etwas Neues.

Als 'Meisterzahl', wie auch die Nummer 11, ist die 22 von großer Bedeutung und beim Ausatmen während wir die 22 halten, erhalten wir doppelt zurück. Ob diese mächtige Wirkung der Grund dafür ist, dass die Pharaonen so auf ihre Reise ins Jenseits geschickt wurden?

Das Halten des Energieschlosses Nr. 22 hilft:
* Emotionalen und geistigen Druck abzubauen
* Zufriedenheit und Wohlbefinden zu finden
* Sich anzupassen, an die äußeren Umstände
* Zu vermitteln

Verbundene Gesundheitsprobleme:
* Druck im Kopf erleichtern
* Vorbeugung gegen Schlaganfall
* Kalzium und Magnesium-Bedarf
* Hormonhaushalt
* Schilddrüse, Nebenschilddrüse
* Lunge
* Husten

▶ Halten Sie beide Energieschlösser Nr. 22 [ES 22]
entweder auf beiden Seiten oder überkreuzt, wie die Pharaonen.

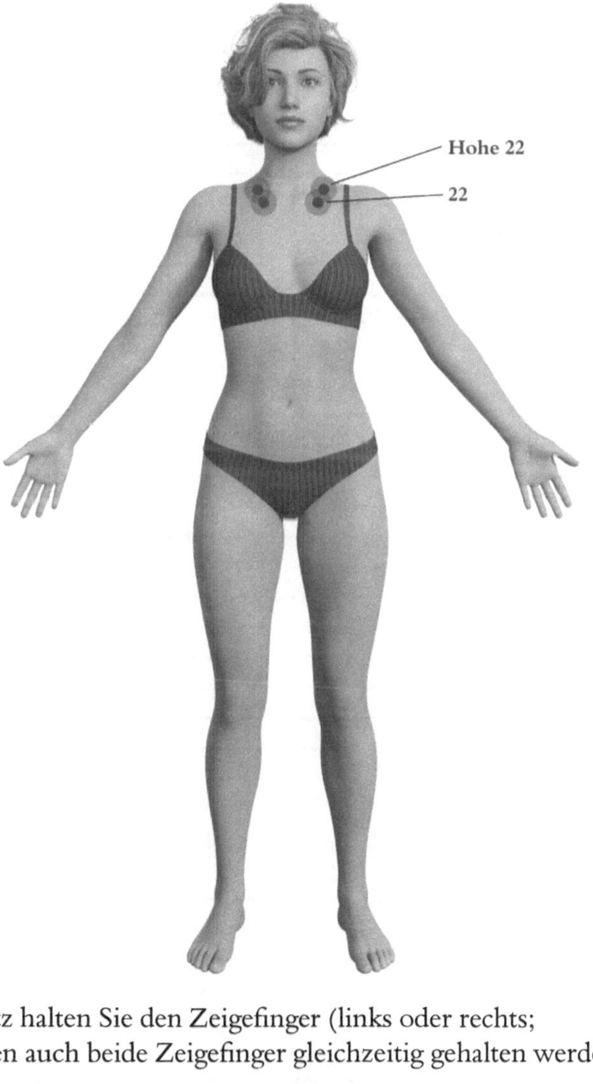

▶ Als Ersatz halten Sie den Zeigefinger (links oder rechts;
es können auch beide Zeigefinger gleichzeitig gehalten werden.)

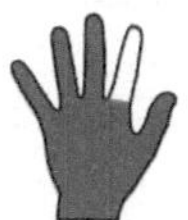

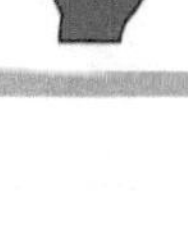

24 Montag

25 Dienstag

26 Mittwoch

Donnerstag 27

Freitag 28

Samstag 29

Notizen

Sonntag 30

31 **Montag**
Reformationstag / Halloween

01 **Dienstag**
Allerheiligen

02 **Mittwoch**
Allerseelen

Donnerstag 03

Freitag 04

Samstag 05

Sonntag 06

Notizen

Übung für Woche 45 und 46 – Energieschloss Nr. 23

Aufrechterhaltung des korrekten Kreislaufs – Wächter des menschlichen Schicksals

Die Nummer 23 ist für sich bereits außerordentlich, denn sie besetzt allein ein ganzes Stockwerk unseres Hauses. Angesiedelt auf unserem Rücken am unteren Ende unseres Brustkorbs, bewacht sie den Bereich unserer Nieren und Nebennieren. Mit den Nieren als der ständige Filter unseres Blutes, hat dieses Energieschloss Zugang zu allen Elementen und Regionen unseres Körpers und ist damit ein Schlüsselelement für unsere Vitalität und Emotionen.

Mit einer harmonisierten und ausgeglichenen Nummer 23 können wir besser denken und alle Dinge in vollem Bewusstsein und mit Klarheit aufnehmen und verarbeiten.

Mit den Nebennieren, die z.B. für unseren Fluchtinstinkt zuständig sind, wird die Verbindung zu unserem 'Schicksal' deutlicher. Wie und was wir als Gefahr wahrnehmen, bestimmt unsere Reaktionen. Die 23 wacht auch über unsere Ängste, wie wir ihnen begegnen und mit ihnen umgehen und mit wie viel Mut wir sie in Taten umsetzen können.

Als Wächter über unser Blut und die Nieren, beaufsichtigt die 23 das 'Wasserelement' in unserem Körper und steht damit für den 'Fluss des Lebens'.

Das Halten des Energieschlosses Nr. 23 hilft:
* Toleranz zu üben
* Egoismus zu überwinden
* Suchtverhalten erfolgreich zu begegnen
* Stress zu reduzieren, auch nervöse Anspannungen
* Gegen Hyperaktivität
* Unspezifische Gedankengänge zu konkretisieren

Verbundene Gesundheitsprobleme:
* Probleme mit Blut, z.B. Gicht, Rheuma, Arthritis
* Blutzusammensetzung, z.B. Diabetes, Cholesterin
* Blutvergiftung (Drogen)
* Blutdruck, Kreislauf
* Essgewohnheiten, Essstörungen, Übergewicht
* Ansammlungen, z.B. Tumore, Ödeme
* Haare, Finger- und Fußnägel

▶ Halten Sie beide Energieschlösser Nr. 23 [ES 23]
am unteren Ende des Brustkorbs am Rücken.

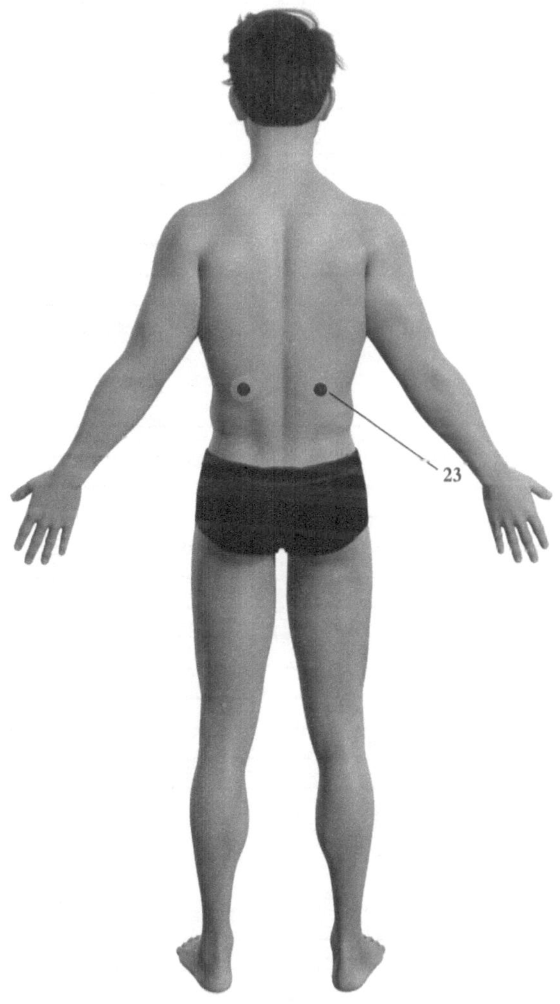

▶ Als Ersatz halten Sie den kleinen Finger (links oder rechts)

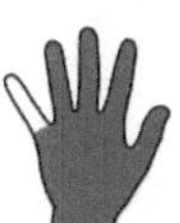

07 Montag

08 Dienstag

09 Mittwoch

Donnerstag 10

Freitag 11
Faschingsbeginn

Samstag 12

Sonntag 13
Volkstrauertag

Notizen

14 **Montag**

15 **Dienstag**

16 **Mittwoch**
Buß- und Bettag

Donnerstag 17

Freitag 18

Samstag 19

Sonntag
Totensonntag 20

Notizen

Übung für Woche 47 und 48 – Energieschloss Nr. 24

Verständnis – Friedensstifter – Harmonisierung von Chaos

Die Nummer 24 ist auf dem Fuß in einer kleinen Mulde hinter den Zehen. Wie wir bereits bei anderen Nummern auf den Füßen festgestellt haben, haben diese eine enge Verbindung mit dem Kopf, obwohl sie am anderen Ende des Körpers sind.

Mit der Quersumme 6 hat die 24 erneut eine Bedeutung mit Gleichgewicht und Balance. Zusammen mit der Zahl 15, die ebenfalls die 6 als Quersumme hat, bringen sie Harmonie auf allen Ebenen hervor.

Wie Mary Burmeister es ausdrückt: *"Die 24 hilft uns dabei zu wachsen und der Mensch zu werden, der wir bereits sind."*

Mit der 24 können wir alle unsere Lebensbereiche in Harmonie und Einklang bringen und dadurch unsere Persönlichkeit entfalten.

Das Halten des Energieschlosses Nr. 24 hilft bei:
* Eifersucht
* Überwindung von Rachegefühlen
* Eigensinn
* Harmonisierung von Chaos
* Finden von Gleichgewicht und Ausgewogenheit
* Verständnis und Selbst-Verständnis

Verbundene Gesundheitsprobleme:
* Erschöpfung
* Hyperaktivität
* Füße
* Kopf
* Balance und Gleichgewicht
* Körperhaltung

▶ Halten Sie beide Energieschlösser Nr. 24 [ES 24]
an der Außenseite der Füße.

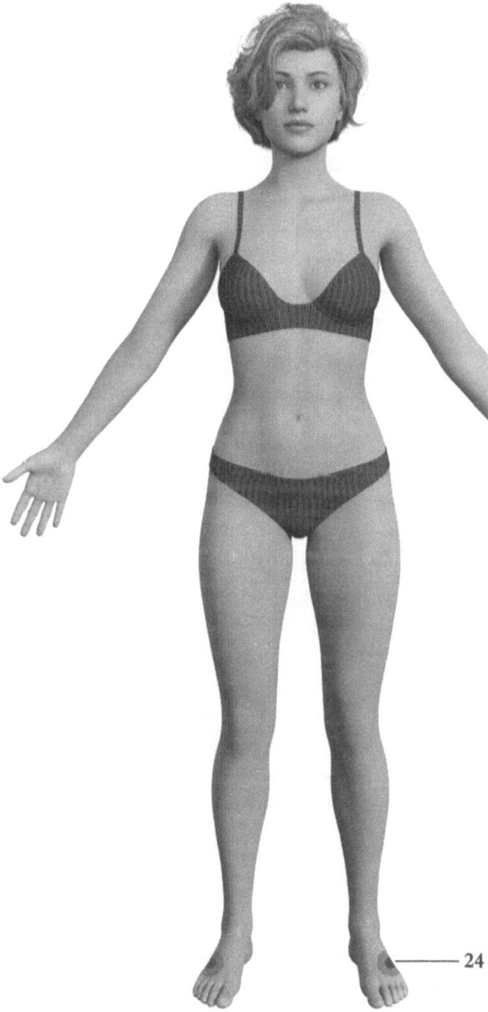

———— 24

▶ Als Ersatz halten Sie den kleinen Finger (links oder rechts)

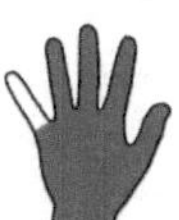

21 Montag

22 Dienstag

23 Mittwoch

Donnerstag 24

Freitag 25

Samstag 26

Sonntag
1. Advent 27

Notizen

28 Montag

29 Dienstag

30 Mittwoch

Donnerstag 01

Freitag 02

Samstag 03

Notizen

Sonntag
2. Advent 04

Übung für Woche 49 und 50 – Energieschloss Nr. 25

Stilles Regenerieren

Mit der Position der Nummer 25 an unseren Sitzbeinknochen, ist es empfehlenswert, ein Sofa oder einen weichen Stuhl zu wählen, um bequem auf den Händen sitzen zu können. Nehmen Sie diese Position zur Regenerierung ein wann immer Sie Zeit haben.

Das Bild von Wurzeln, die ihren Weg durch unsere Füße hinab zur Erde finden, baut eine solide Verbindung zu unserer Umgebung auf, die uns mit Energie versorgt. Die Vorstellung dieser Verbindungen in Form eines Baumes kann daher bei dieser Übung hilfreich sein. Neben den Wurzeln gehen der Baum und seine Äste vom Hüftknochen in die entgegengesetzte Richtung aufwärts durch unseren Körper hindurch in die Luft, um dann wiederum wie bei einer Weide zur Erde herabzuhängen, um zusätzliches Potential auszuschöpfen und uns mit der gewonnenen heilenden Energie zu versorgen.

Dieses Auffinden von Verbindungen und die gedankliche Verankerung bringt ein belebendes, aber auch komfortables Gefühl von Heimat und der Zugehörigkeit, von Gewissheit, den Ort erreicht zu haben an dem wir sein sollen.

Mit der Quersumme 7, dem 'Sieg', hat die 25 eine sehr mächtige Zusatzbedeutung, die Energien freisetzt und uns glücklich macht.

Mit dem Grundsatz 'in der Ruhe liegt die Kraft', zeigt die Zahl 25 ihre wahre Bedeutung und Stärke.

Das Halten des Energieschlosses Nr. 25 hilft bei:
* Unaufmerksamkeit
* Sport, Bewegung
* Chaotischen Gedanken, um Ruhe und Ordnung zu bringen
* Überdrehtheit, Ruhe und Gelassenheit zu erlangen
* Bündelung und Aufbau von Kraft und eigener Energie
* Der Bewältigung von Problemen und deren Umwandlung in Aufgaben

Verbundene Gesundheitsprobleme:
* Kreislauf
* Blutdruck
* Aufregung, überreizte Gefühle

▶ Halten Sie beide Energieschlösser Nr. 25 [ES 25]; (Setzen Sie sich dazu auf Ihre Hände, am besten auf einem weichen Sofa oder Stuhl.)

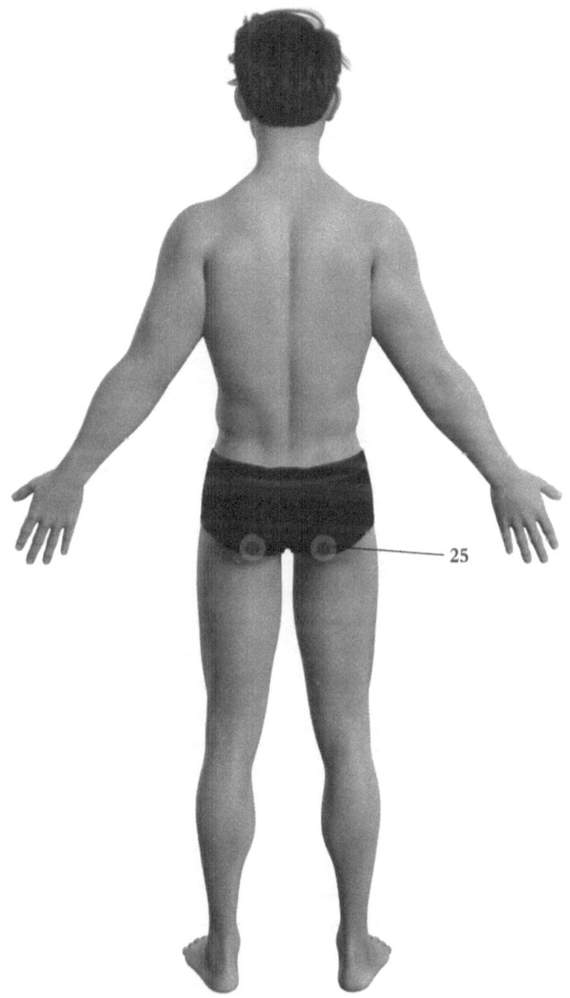

▶ Als Ersatz halten Sie den Mittelfinger (links oder rechts)

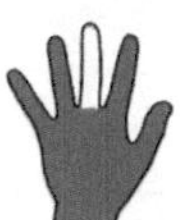

05 Montag

06 Dienstag
Nikolaustag

07 Mittwoch

Donnerstag 08

Freitag 09

Samstag 10
3. Advent

Notizen

Sonntag 11

12 Montag

13 Dienstag

14 Mittwoch

Donnerstag 15

Freitag 16

Samstag 17
4. Advent

Notizen

Sonntag 18

Übung für Woche 51 und 52 – Energieschloss Nr. 26

Direktor – Vollständigkeit – Alles das war, ist und sein wird

Die Nummer 26 am äußeren Ende der Schulterblätter kann von vorne her in einer bequemen Selbstumarmung erreicht werden. Verbunden mit tiefen, bewussten Atemzügen, ist diese Nummer die Grundlage für eine der Hauptübungen der Jin Shin-Heilkunde, der Eigenumarmung mit 36 bewussten Atemzügen (s. S. 178). Die Eigenumarmung symbolisiert die Wirkung der Nummer 26, die versucht Harmonie herzustellen und immer einen Weg zu finden diese Harmonie auch zu erreichen. Das kann dadurch geschehen, dass uns dieses Energieschloss unsere gegenwärtige Situation in einem neuen Licht erscheinen lässt, damit wir befähigt werden unsere Probleme zu überwinden und aktiv eine bessere Zukunft zu gestalten, oder aber indem wir Dinge nochmals überdenken und neues Verständnis dafür entwickeln.

Als das letzte der Energieschlösser kombiniert die 26 alle vorausgegangenen Nummern und überwacht deren Funktionen. Daher hat die 26 auch die Bedeutung des 'Direktors', denn wie ein Firmenmanager überblickt sie die ineinander übergehenden Interaktionen und korrekte Arbeit aller Funktionen im gesamten Körper. Für eine gute Arbeitsumgebung, um das Wohl aller Mitarbeiter zu gewährleisten, ist Harmonie notwendig, und das ist das Hauptanliegen der Nummer 26, die Ausgleich in allen Dingen herzustellen versucht.

Zudem erhält die 26 ihre Bedeutung von den Nummern 2 und 6 und hat mit der 8 die höchste 'weibliche' Zahl als Quersumme, aus deren endlosen Kreisen und Ressourcen sie zusätzliche Kraft und heilende Energie schöpft.

Das Halten des Energieschlosses Nr. 26 hilft:
* Probleme neu zu sehen, damit sie lösbar werden
* Gegen Trotz und Sturheit
* Freude und Zufriedenheit zu finden
* Völlige Harmonie zu erreichen

Verbundene Gesundheitsprobleme:
* Antriebslosigkeit, Kraftlosigkeit
* Stauungen und Ansammlungen aller Art im Körper
* Tumore

▶ Halten Sie beide Energieschlösser Nr. 26 [ES 26] überkreuzt in einer großen Umarmung. (Lassen Sie dabei den Daumen vorne auf dem Brustkorb, um eine bequeme Position einnehmen zu können.)

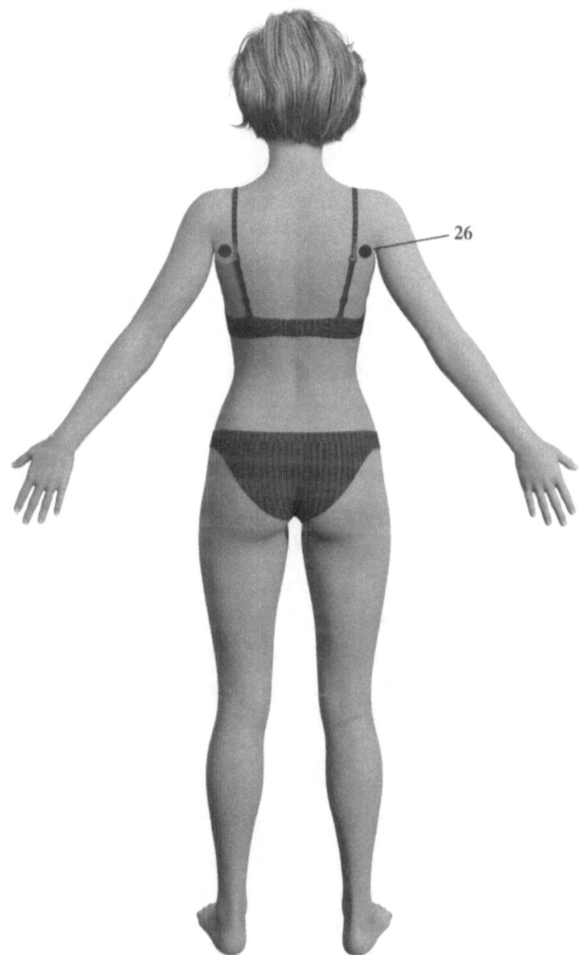

▶ Als Ersatz halten Sie die Handmitte (links oder rechts; oder beide Seiten gleichzeitig, entweder mit den Fingern in der Handmitte oder beide Handflächen aufeinander, wie im Gebet).

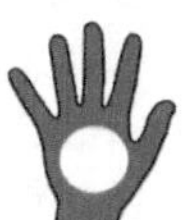

Eigenumarmung (Big Hug)

Mit dem Energieschloss Nr. 26 ist eine der wichtigsten Übungen der Jin Shin-Heilkunde verbunden, sich selbst zu umarmen. Besonders vor dem Hintergrund der sozialen Abstandsregeln fühlt sich eine Umarmung, wenn auch durch einen selbst, besonders beruhigend und angenehm an. Mit einem tiefen Ausatmen lassen wir alles Überflüssige und die Lasten, die uns täglich niederdrücken, los und schaffen gleichzeitig Raum für neue und frische Atemluft. Damit bringen wir uns direkt mit unserer körpereigenen, aber auch der uns ständig umgebenden heilenden Energie in Verbindung.

Diese Übung wird auch als die „36 bewussten Atemzüge" bezeichnet, da das genau die dabei angewandte Vorgehensweise ist, denn mit dem letzten Ausatmen wird der Rest des ersten Atemzugs vollständig aus dem Körper entlassen. Aber sich auf das Mitzählen zu konzentrieren lenkt uns von der eigentlichen Intention dieser Übung ab. Nicht die Anzahl der Atemzüge ist wichtig, sondern dass wir uns dabei entspannen und mit uns selbst und der Welt in Einklang kommen.

Wenn Sie in Eile sind und nicht für alle 36 Atemzüge Zeit haben, beginnen Sie zunächst einmal mit nur 3 oder 4 und bleiben dafür in der Haltung der Eigenumarmung. Besonders in hektischen Situationen hilft uns das dabei, unsere Sorgen abzulegen und unsere sich überschlagenden Gedanken zu beruhigen und zu ordnen. Gerade dann ist diese Übung wichtig und wir können unmittelbar feststellen, wie außerordentlich wohltuend sie für uns ist. Mit all den Lymphdrüsen in der Achselhöhle möchte diese Körperregion geschätzt und sorgsam behandelt und nicht kraftvoll gedrückt oder verletzt werden. Seien Sie daher vorsichtig mit Ihrem Griff, um diesen wichtigen Bereich des Körpers zu fördern und zu nähren. Sie brauchen Ihre Arme dabei nicht zu fest nach hinten zu schieben, um die Schulterblätter und das Energieschloss 26 zu erreichen. Greifen Sie so weit zurück wie es sich für Sie angenehm anfühlt. Diese Region ist unser Schlüssel zu wichtigen Körperfunktionen und direkt mit der Lunge verbunden. Durch den Atem versorgt sie uns mit der Grundlage für unsere gesamte Existenz und unser Wohlbefinden.

Die Energie folgt wo unsere Gedanken sie hinführen. Das gilt auch für die heilende Energie von Jin Shin Jyutsu. Aus diesem Grund finden Sie auf der nächsten Seite einen Vorschlag, Ihre Gedanken zu lenken und die Energie in die richtige Richtung fließen zu lassen, vom Universum herab in unser Umfeld, hinein in unseren Körper und dort besonders in die Körperregionen, die unserer besonderen Aufmerksamkeit bedürfen.

▶ Legen Sie die Hände in den Achselhöhlen um Ihren Brustkorb, während Sie die Daumen vorne lassen. (Mit den Daumen suchen Sie die kleine Mulde unterhalb des Schlüsselbeins, das ES 22.)

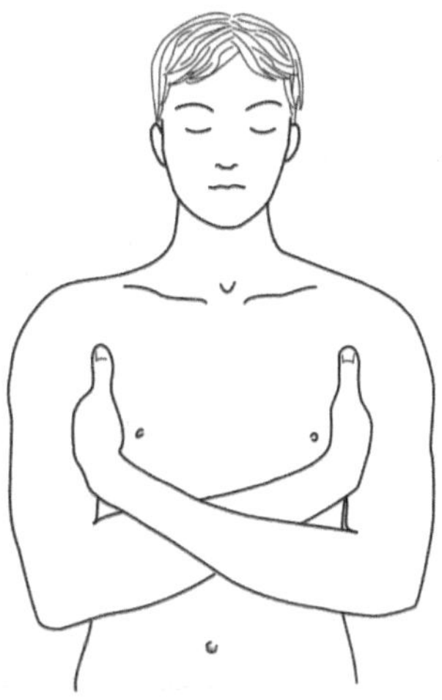

Holen Sie 36 mal bewusst und tief Atem.

Beginnen Sie dabei mit einem langen Ausatmen, um Raum für die neue und frische Luft zu schaffen.

Die folgenden Atemzüge können in 4 Gruppen von je 9 unterteilt werden:

Atemzüge 1 – 9

Richten Sie ihre Gedanken auf das Universum und seine unendlichen Energiereserven.

Atemzüge 10 – 18

Lenken Sie Ihre Vorstellung weiter auf die Quelle aller Quellen, unsere Energieressource, die uns ernährt und unser Leben ermöglicht.

Atemzüge 19 – 27

Stellen Sie sich vor wie wir mit allem Lebenswichtigen versorgt werden, wie z.B. Sonnenschein, Regen, Nahrung, Energie, Liebe, ...

Atemzüge 28 – 36

Lassen Sie nun Ihre Vorstellungskraft durch Ihren Körper und seine Funktionen wandern und lenken Sie Ihr Augenmerk besonders auf die Stellen, die Ihre spezielle Aufmerksamkeit und Fürsorge benötigen.

Tipp!

Um sich nicht zu sehr auf das Zählen, sondern auf das Atmen selbst zu konzentrieren, können die Finger beim Mitzählen hilfreich sein.

19 Montag

20 Dienstag

21 Mittwoch
Wintersonnenwende

Donnerstag **22**

Freitag **23**

Samstag **24**
Heiliger Abend

Notizen

Sonntag **25**
1. Weihnachtsfeiertag

26 **Montag**
2. Weihnachtsfeiertag (Stefanitag)

27 **Dienstag**

28 **Mittwoch**

Donnerstag 29

Freitag 30

Samstag *Silvester* 31

Notizen

Sonntag *Neujahrstag* 01

02 Montag

03 Dienstag

04 Mittwoch

Donnerstag **05**

Freitag
Heilig Drei König **06**

Samstag **07**

Notizen

Sonntag **08**

09 Montag

10 Dienstag

11 Mittwoch

Donnerstag 12

Freitag 14

Samstag 15

Sonntag 16

Notizen

Weitere Übungen

NABEL

22:00 – 24:00 Uhr

CAPRICORN

GALLENBLASE

0:00 – 2:00 Uhr

AQUARIUS

LEBER

2:00 – 4:00 Uhr

PISCES

4:0

Finger-Griffe

Mit jeder Übung des Jahreskreises war ein Finger als Alternative angegeben, wenn Sie die beiden Energieschlösser nicht direkt halten können.

Aber die Finger sind mehr als nur eine Möglichkeit die Nummern zu beeinflussen, sondern sie besitzen ihre ganz individuellen Fähigkeiten.

Die Finger bilden eine direkte Verbindung zu den Organen und ihren speziellen Energieströmen, die unsere Körperfunktionen aufrechterhalten und die ständig im Hintergrund ablaufen, um unseren Körper zu versorgen und zu heilen.

Damit sind die Finger der direkte Schlüssel unseren gesamten Körper zu erreichen, denn diese Energieströme fließen durch alle Körperregionen und erreichen alle Zellen. Diese 12 speziellen Energieströme der Organe werden in der Jin Shin-Heilkunde 'Organströme' genannt.

Die Hand-Grafik auf der nächsten Seite zeigt einen Überblick über diese Finger-Organ-Verbindungen, aber auch die den Fingern zugeordneten Nummern der Energieschlösser.

Anschließend werden auch die Funktionen der Organe und die mit ihnen verbundenen Gesundheitsprobleme näher dargestellt, um Ihnen einen einfachen Zugang bei aktuellen Problemen zu geben oder eine rasch verfügbare Erste Hilfe-Anleitung im Alltag, damit Sie gut durch das ganze Jahr kommen.

Übungs-Anleitungen für die Fingergriffe:
Halten Sie den jeweiligen Finger für etwa 5 Minuten oder länger, wann immer Sie Zeit haben und wenn es sich angenehm für Sie anfühlt.

Halten Sie den Finger mit der anderen Hand und wickeln Ihre Finger herum. Im Fall des Zeigefingers und des Daumens können beide Finger, links und rechts, gleichzeitig mit den Fingern der anderen Hand gehalten werden. Beim Zeigefinger jedoch ohne den Zeigefinger selbst, der sich dann nicht mit um den Finger der anderen Hand wickeln kann.

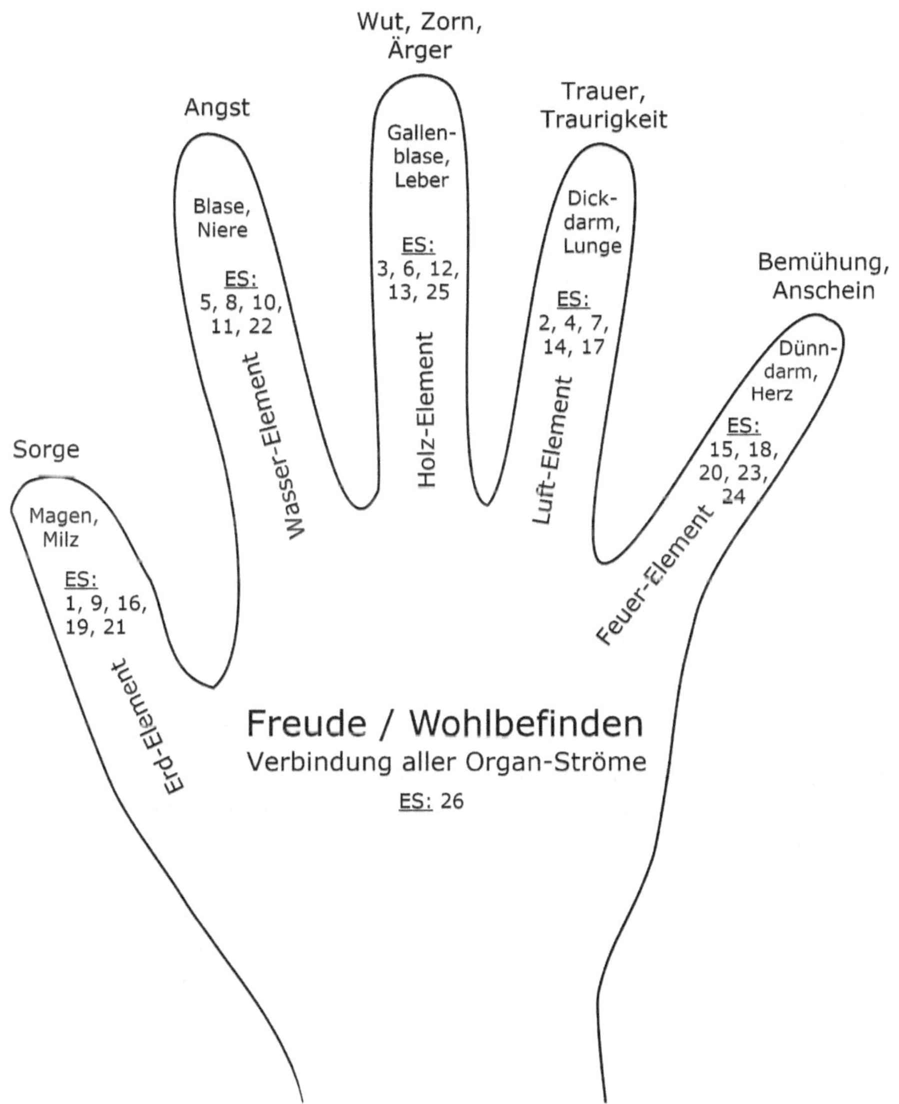
Wut, Zorn, Ärger
Angst
Trauer, Traurigkeit
Bemühung, Anschein
Sorge
Gallen-blase, Leber
ES:
3, 6, 12, 13, 25
Blase, Niere
ES:
5, 8, 10, 11, 22
Dick-darm, Lunge
ES:
2, 4, 7, 14, 17
Dünn-darm, Herz
ES:
15, 18, 20, 23, 24
Magen, Milz
ES:
1, 9, 16, 19, 21
Holz-Element
Wasser-Element
Luft-Element
Feuer-Element
Erd-Element
Freude / Wohlbefinden
Verbindung aller Organ-Ströme
ES: 26

Organ-Energie

Wie wir bei den Finger-Griffen gesehen haben, sind unsere Hände und Finger direkt mit den Organen und deren heilenden Energieströmen verbunden, die ständig durch unseren Körper fließen.

Alle zwei Stunden übernimmt dabei ein anderes Organ die Führung und zeigt im Besonderen seine Funktionen. Ihre Energie erhalten sie dabei von der Hauptquelle unserer Körperenergie, die in der Jin Shin-Heilkunde als 'Zentralstrom' (Zentralstrom und Übung, s. S. 206 f.) bezeichnet wird. Jedes Organ muss dabei seine Aufgaben ordnungsgemäß erfüllen, um die Energie an das nächste Organ weitergeben zu können und einen optimalen Ablauf aller Körperfunktionen zu ermöglichen. Wenn ein Organ nicht richtig funktioniert, muss sich dieses Problem nicht notwendigerweise direkt bei diesem sich abmühenden Organ zeigen, sondern wird eventuell erst bei dem darauffolgenden deutlicher, das nicht mehr die volle Energiemenge erhält die es benötigen würde. Daher kann diese Abfolge an Organen und deren Weitergabe der Energie sehr hilfreich bei der Suche nach möglichen Ursachen und Zusammenhängen von Gesundheitsproblemen sein.

Jedes Organ hat dabei seine ganz spezifischen Funktionen und Bereiche im Körper, die es aufrechterhält und beeinflusst. Wie die Sternzeichen hat jedes Organ auch seinen ganz eigenen Charakter. Daher hat bereits Mary Burmeister diese westliche Tradition und astrologische Bedeutung verwendet, um die Organe besser erklären zu können und verständlich zu machen.

Zum Beispiel ist die Lunge mit ihrer Bedeutung 'Ich bin' mit dem astrologischen Zeichen des Widders verbunden und beginnt den Tageskreis um 4 Uhr morgens. Sie schreitet tapfer voran und geht ihren eigenen Weg. Diesen ersten Atemzug des Tages zu unternehmen, ist vergleichbar mit dem ersten Atemzug nach der Geburt. Er ist die Voraussetzung für den Beginn von allem was nachfolgt, er füllt die Lunge mit Luft und versorgt sie und uns mit der Energie und dem Optimismus, mutig den Tag zu beginnen. Zudem versorgt die Lunge alle nachfolgenden Organe und den gesamten Körper.

Organ-Ströme

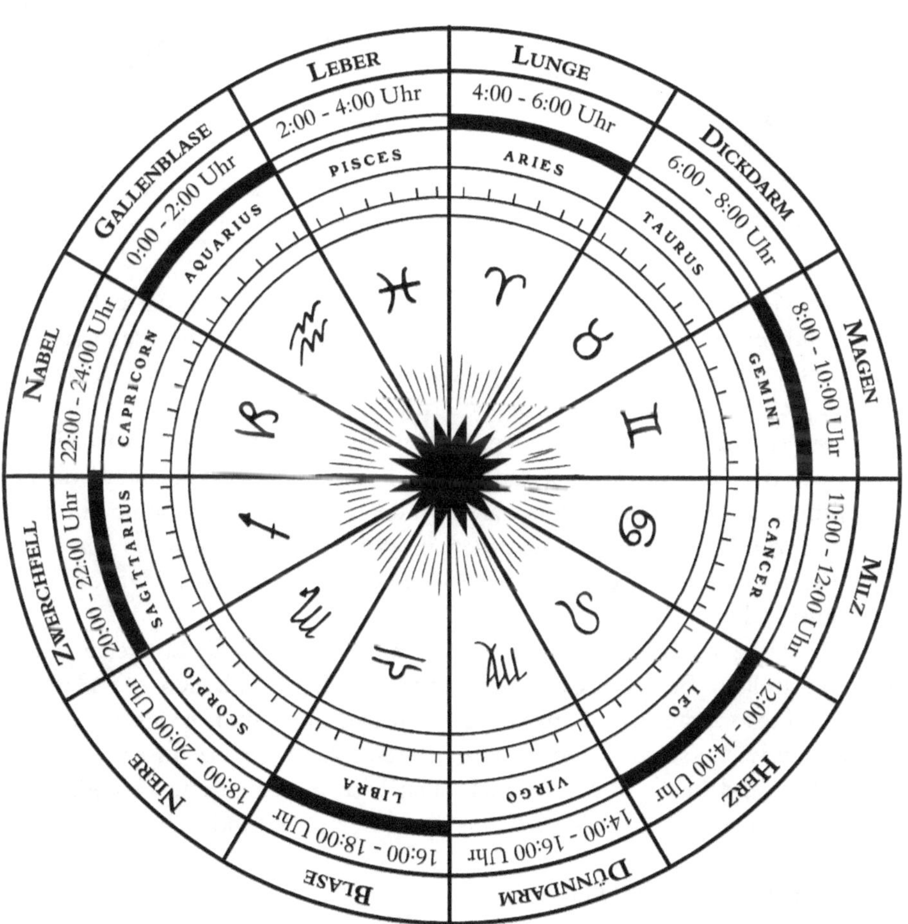

Lungen-Funktionsenergie

Die Lunge übernimmt um **4:00 Uhr**
die Führung und sagt: **Ich bin**
Um deren heilende Energie zu
aktivieren, halten Sie den Ringfinger:

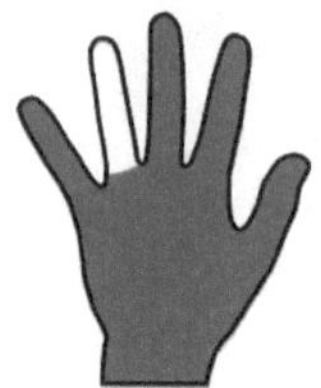

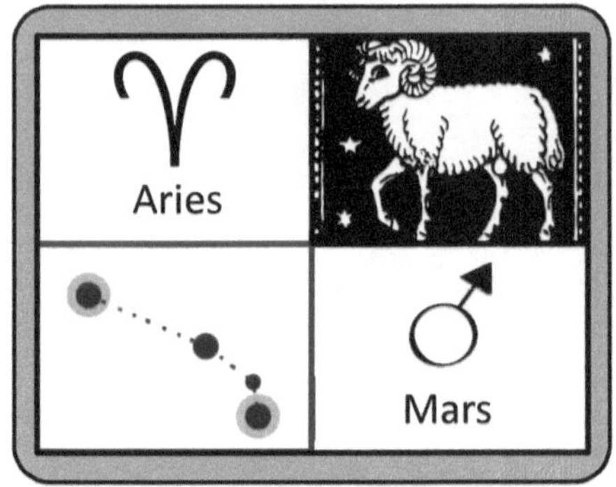

Früh am Morgen um 4:00 Uhr geht die Lunge in Führung und startet still und leise mit ihrer Energie den Tag. Sie bereitet uns für alles was kommen mag vor und versorgt uns mit der grundlegendsten Kraft die wir und jede einzelne unserer Zellen zu jeder Zeit benötigen: Luft.

Der erste Atemzug symbolisiert den Anfang unseres Lebens nach der Geburt, wie auch der tapfere Widder mutig alle kommenden Herausforderungen annimmt. Während diese Eigenschaften in der westlichen Astrologie mit dem Widder verknüpft werden, repräsentiert im chinesischen Horoskop der Tiger diese Eigenschaften, der dort für den ersten Schritt der Lunge in der Jin Shin-Heilkunst steht.

Da ein Teil unserer Atmung durch unsere Haut erfolgt, hat die Lunge eine tiefe und unmittelbare Beziehung zur Haut und allen Hautproblemen. Die Haut ist unser größtes Organ, mit dem wir der Welt begegnen und das direkt unsere Emotionen wiederspiegelt. Sie ist unsere Grenze, mit der wir unsere Umwelt wahrnehmen, daher benötigt sie auch allen Mut und die beste Verteidigung, um mit allem fertig zu werden was uns den ganzen Tag hindurch erwartet.

Die Lungen-Energie hilft bei:
* Traurigkeit
* Schuldgefühlen
* Schwierigkeiten beim Atmen
* Husten
* Erkältung, Grippe
* Hauterkrankungen, z.B. Akne, Ekzeme, Neurodermitis

Dickdarm-Funktionsenergie

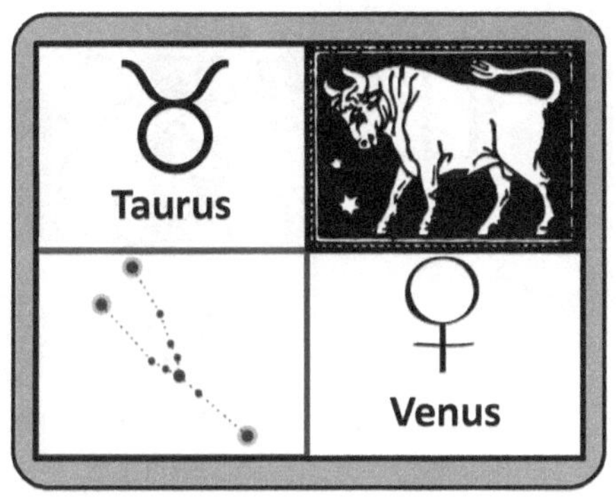

Der Dickdarm übernimmt ab **6:00 Uhr** die Führung und sagt: **Ich habe**
Um dessen heilende Energie zu aktivieren, halten Sie den Ringfinger:

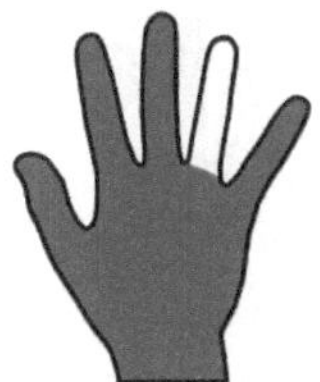

Das zweite Organ in der Abfolge, die unseren Tag bestimmt, ist der Dickdarm. Er übernimmt die Energie von der Lunge, ähnlich wie er die Speisen aufnimmt und wieder loslassen muss.

Seine Hauptaufgabe ist es, zwischen dem Erhalten und wieder Abgeben ein optimales Gleichgewicht zu wahren. Dieses Prinzip gilt nicht nur für die physische Ebene und die Verarbeitung von Essen, sondern auch für die geistige und symbolische Ebene und erstreckt sich ebenso auf unsere Einstellung und Gesinnung sowie unsere Verhaltensweisen.

Der Dickdarm unterstützt uns dabei, Dinge loslassen zu können, eingefahrene Verhaltensmuster und Abhängigkeiten abzulegen, wie Sucht oder fixe Ideen, aber hilft uns ebenso, Abschied zu nehmen und die damit verbundenen Ängste und Gefühle von Traurigkeit und Verlust zu bewältigen. Daher ist diese Energie der ideale Helfer, um in unserem Kopf Raum für neue Ideen und Möglichkeiten zu schaffen.

Nach dem chinesischen Horoskop wird der Dickdarm dem Zeichen Hase zugeordnet.

Die Dickdarm-Energie hilft bei:
* Verstopfung
* Durchfall
* Hautirritationen
* Zahnschmerzen, Zahnfleischbluten
* Nervenschmerzen
* Halsschmerzen, Entzündung
* Angespannten Gefühlen

Magen-Funktionsenergie

Der Magen übernimmt um **8:00 Uhr**
die Führung und sagt: **Ich denke**
Um dessen heilende Energie zu
aktivieren, halten Sie den Daumen:

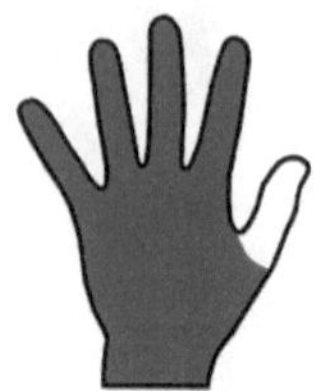

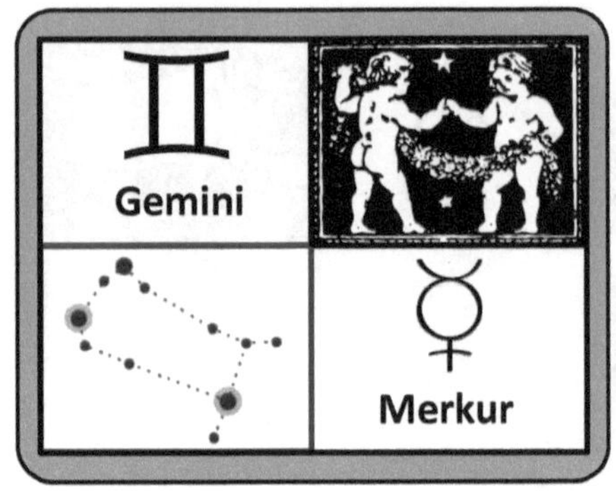

Der Magen hat ganz passenderweise den Zwilling als sein astrologisches
Zeichen, da er zwei unterschiedliche Seelen in sich trägt. Als Wächter über
unser Denken ist es schwer einen klaren und freien Kopf zu behalten, wenn wir
einen vollen Magen haben. Dennoch benötigen wir gerade diese Nahrung und
Energiequelle, die der Magen verarbeitet. Darin zeigt sich besonders gut die
Ambivalenz und die gegensätzliche Eigenschaft des Magens. Wohingegen im
chinesischen Horoskop dem Magen der Drachen zugeordnet wird, der über
alles herrschen möchte, über Körper und Geist.

Die Energie, die uns der Magen zur Verfügung stellt, hilft uns dabei einen
klaren Kopf zu bekommen und befreit uns zudem von trübsinnigen und
niederdrückenden Gedanken. Im Gegensatz dazu beschert uns jedoch ein
übervoller und überanstrengter Magen bedrückende und finstere Gedanken,
somit das genaue Gegenteil.

Die Magen-Energie hilft bei:
* Verdauung
* Lymphdrüsen
* Klarer Haut und Gesichtszüge
* Zahnschmerzen
* Aufstoßen
* Schweren Armen und Beinen
* Verstopfter Nase
* Trockenem Mund, rissigen Lippen
* Sorgen, Bedenken und brütenden Gedanken
* Trauer

Milz- / Bauchspeicheldrüsen-Funktionsenergie

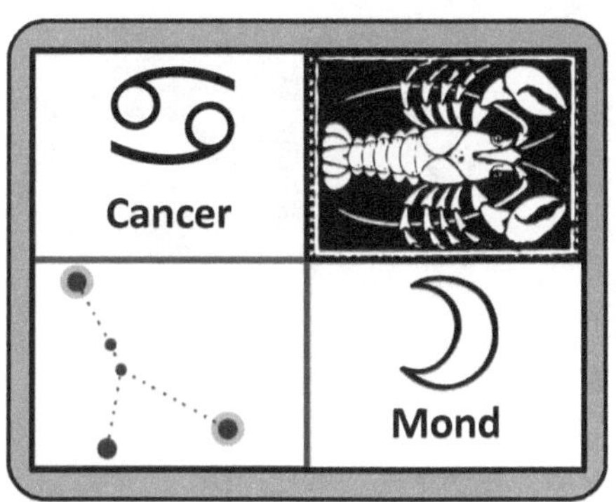

Die Milz übernimmt um **10:00 Uhr** die Führung und sagt: **Ich fühle**
Um deren heilende Energie zu aktivieren, halten Sie den Daumen:

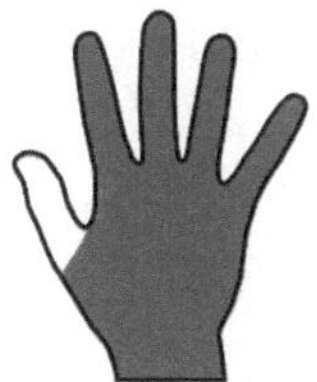

Während in der fernöstlichen Medizin die Milz eine besondere Rolle inne hat und den Solarplexus bewacht, der den Körper mit dem Licht und der Energie der Sonne verbindet, wird sie in der westlichen Medizin kaum beachtet.

Die Energie der Milz nährt und versorgt unser Immunsystem und stärkt die körperlichen Abwehrkräfte gegen alle äußeren Angriffe, wie z.B. Bakterien, Viren und Pilze. Diese Energie verleiht uns Bodenständigkeit und eine solide Basis, nicht nur für unseren Körper, sondern auch für unseren Geist, und hilft uns dabei, unsere innere Stärke, Vertrauen und Bestimmung zu finden. Damit können wir bewusst die Verantwortung für uns selbst und unser Leben akzeptieren und übernehmen, ohne dabei verpassten Gelegenheiten hinterherzujagen und uns darüber Sorgen zu machen.

Sowohl der Krebs als auch die Schlange sind als Tiere in naher Verbindung mit dem Boden und auch als astrologische Zeichen stehen sie für die Bodenhaftung und den realistischen Charakter der Milz, die dabei helfen, uns mit uns selbst zu versöhnen und mit den Forderungen, die an uns gestellt werden.

Die Milz-Energie hilft bei:
* Immunsystem, Abwehr gegen Viren, Bakterien und Pilzen
* Nervensystem
* Lymphdrüsen
* Verdauung, Blähungen, ungewollter Gewichtszunahme
* Cellulitis, Schwäche des Bindegewebes
* Antriebslosigkeit, Müdigkeit
* Verlangen nach Süßem
* Grübeln

Herz-Funktionsenergie

Das Herz übernimmt um **12:00 Uhr**
die Führung und sagt: **Ich will**
Um die heilende Energie zu aktivieren,
halten Sie den kleinen Finger:

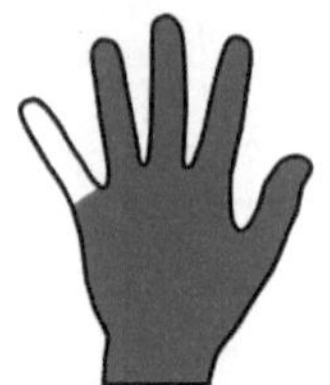
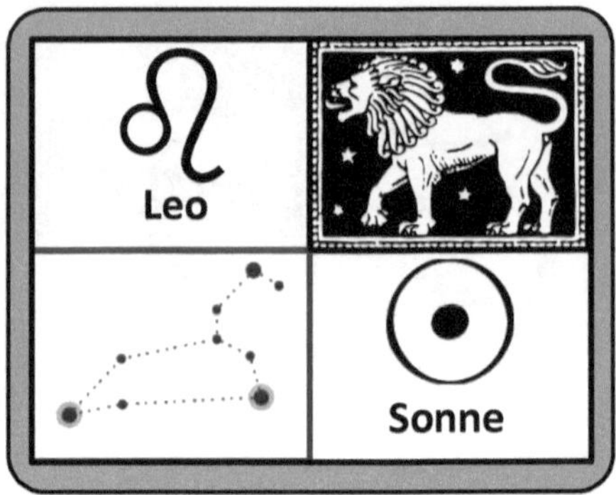

Dieses Organ, wie der Name bereits vermittelt, liegt im Herzen aller Dinge. Das Herz ist bei allen Ereignissen im Leben von größter Bedeutung und ist für alle Lebewesen das erste, das zu arbeiten beginnt und das letzte, das die Arbeit einstellt, während es ständig und ohne Pause seinen Aufgaben nachkommt.

Sein astrologisches Zeichen spiegelt diese große Bedeutung wieder, in der westlichen Tradition mit dem Löwen und im chinesischen Horoskop mit dem Pferd, die den mutigen und starken Charakter des Herzens symbolisieren.

Als ein Muskelgewebe sollte das Herz sorgsam behandelt und nicht überbeansprucht werden, wie z.B. durch extremes Fasten oder rasche Gewichtswechsel.

Mary Burmeister sagte dazu: *„Habe Geduld mit allen ungelösten Angelegenheiten in Deinem Herzen."*

Das zeigt, dass wir uns alles 'zu Herzen nehmen', denn es ist das Symbol und repräsentiert alle unsere Emotionen, nicht nur Liebe, sondern alles was uns Sorgen macht und ängstigt und was unser Interesse weckt. Jedes unserer Gefühle zeigt sich sofort in der Geschwindigkeit unseres Herzschlags.

Die Herz-Energie hilft bei:
- Enge in der Herzgegend, kann bis in die Arme ausstrahlen
- Heißen, fiebrigen Handflächen
- Geistiger Verwirrung
- Sprachschwierigkeiten
- Nerven
- Depression
- Anpassung, Vorwand und Vorspiegelung, Zugehörigkeitsgefühl

Dünndarm-Funktionsenergie

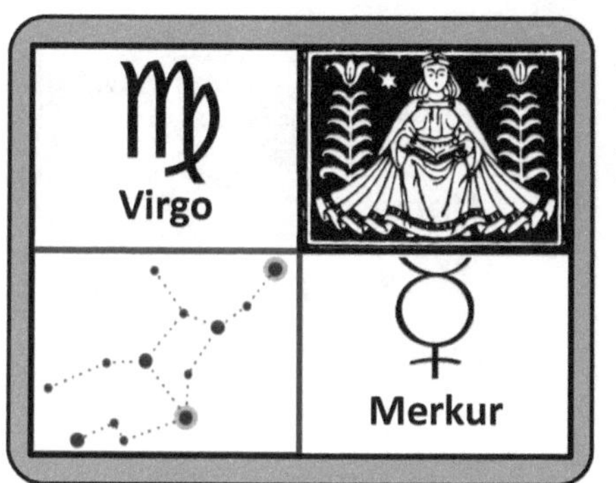

Der Dünndarm führt ab **14:00 Uhr**
und sagt: **Ich analysiere**
Um die heilende Energie zu aktivieren,
halten Sie den kleinen Finger:

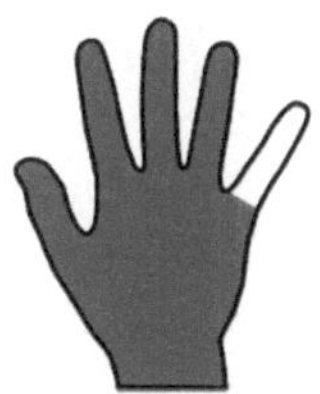

Der Dünndarm analysiert alles, das Essen, das er vom Magen bekommt, aber er beeinflusst auch die geistigen und mentalen Prozesse. Wie seine Zeichen, die Jungfrau und das Schaf in der chinesischen Astrologie, ist er sehr empfindsam und arbeit im Hintergrund, reagiert auf alles, sogar unsere Gefühle und Erfahrungen, die sich wiederum sofort auf unsere Verdauung auswirken.

Die Gesundheit des Dünndarms ist wichtig für unser Immunsystem, obwohl selten jemand über ihn oder seine Rolle für unsere Gesundheit spricht. Bis in unsere Tage gibt es keine direkte Untersuchung oder Behandlung, die seinen Zustand anzeigen würde. Probleme mit dem Dünndarm zeigen sich nur, wenn etwas anderes im Körper reagiert und wir endlich darauf aufmerksam werden, dass etwas nicht stimmt.

Besonders Menschen mit Lebensmittelunverträglichkeiten sind sehr vom Dünndarm abhängig und reagieren empfindsam auf alles was ihn erreicht.

Erst neuere Untersuchungen haben herausgefunden, dass einige Krankheiten und Lernfähigkeiten, sowie Gedankenprozesse und Mut direkt mit dem Wohlbefinden und Zustand des Dünndarms zusammenhängen.

Die Dünndarm-Energie hilft bei:
* Verdauung, Blähungen, Durchfall
* Wundem Hals
* Zahnschmerzen
* Ohren
* Nebenhöhlen
* Nacken, Schultern, steif und schmerzend
* Zwanghaftem Verhalten, Reizbarkeit, Pedanterie

Blasen-Funktionsenergie

Die Blase übernimmt ab **16:00 Uhr**
und sagt: **Wir balancieren**
Um die heilende Energie zu aktivieren,
halten Sie den Zeigefinger:

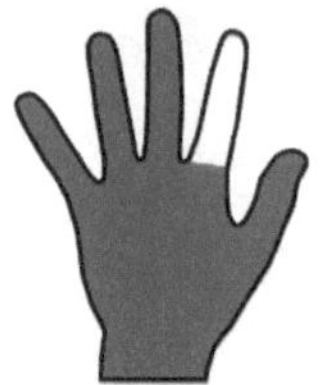

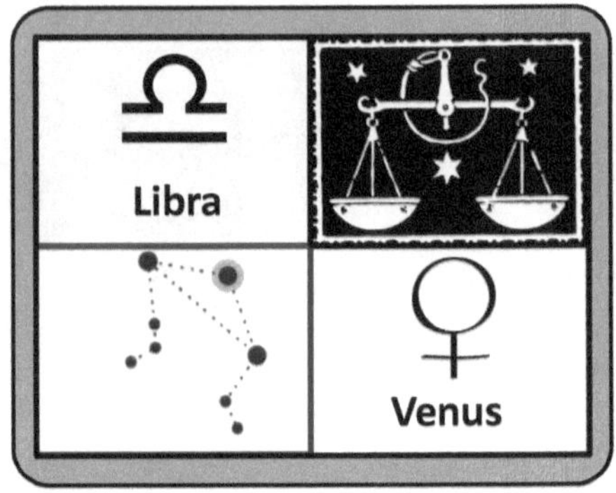

Die Blasen-Energie hat drei absteigende Ströme, die gegenläufig zum am Rücken aufsteigenden Zentralstrom entlang der Wirbelsäule verlaufen.

Diese Nähe verbindet die Blase direkt mit Problemen im Rückenbereich, sogar bis hinauf in den Kopf. Angst, Schmerzen und Krämpfe können zu schlechter Haltung, aber auch zu Kopfschmerzen führen und beeinflussen auch die Blase. Das astrologische Zeichen ist die Waage und im Chinesischen der Affe, die beide den raschen Wechsel symbolisieren und mit den drei Möglichkeiten am Rücken ist es auch kein Wunder, dass manchmal auch Unentschlossenheit diesen Zeichen zugeordnet wird, denn sie benötigen Zeit, sich für den richtigen Weg unter all den Möglichkeiten zu entscheiden. Oft auch leiden Menschen die unter diesen Zeichen geboren sind unter Blasenbeschwerden. Ganz allgemein möchte die Blase umsichtig behandelt werden und mag es warm und komfortabel.

Die Blasen-Energie hilft bei:
* Schwacher Blase, Bettnässen
* Rückenschmerzen, Haltungsproblemen
* Muskelkrämpfen
* Schmerzenden Knochen und Gelenken
* Druck im Kopf
* Schwindelgefühlen
* Klingeln in den Ohren, Tinnitus
* Angst
* Phobien

Nieren-Funktionsenergie

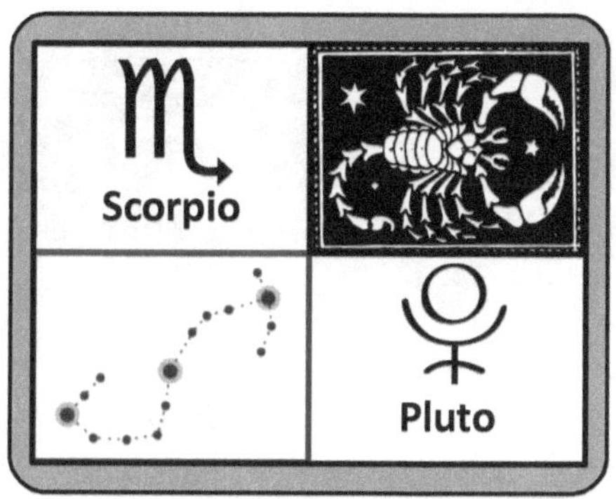

Die Nieren übernehmen ab **18:00 Uhr** die Führung und sagen: **Ich erneuere** Um deren heilende Energie zu aktivieren, halten Sie den Zeigefinger:

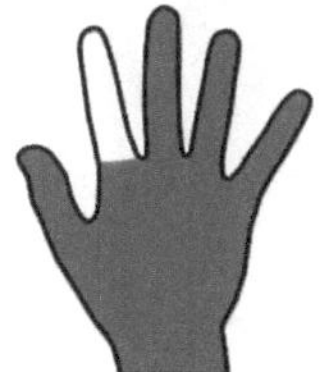

Wie im Chinesischen der Hahn den neuen Tag ankündigt, so steht die Nieren-Energie für Erneuerung und Neubeginn.

Unser Blut wird von den Nieren kontinuierlich gefiltert und gereinigt und das ist für alle anderen Organe und Körperfunktionen dringend notwendig.

Der Skorpion hinterfragt ständig alles, und in gleicher Weise haben die Nieren in einem stetigen Fluss kontinuierlich abzuwägen, was herauszufiltern und was zu behalten wichtig ist.

Um richtig funktionieren zu können, benötigen die Nieren ausreichend Flüssigkeit, daher trinken Sie immer genug, um die optimale Versorgung sicherzustellen. Halten Sie diesen Bereich, wie bereits bei der Blase erwähnt, warm, um die Nieren zu schützen.

Die Nieren-Energie hilft bei:

- Blutreinigung
- Sucht
- Kreislauf, Blutdruck
- Frösteln, schlechter Durchblutung
- Venenproblemen
- Ohren, Gleichgewicht
- Fruchtbarkeit, Fortpflanzungsorgane
- Sexualität
- Ängste
- Selbstwertgefühl

Zwerchfell-Funktionsenergie (Pericard)

Das Zwerchfell übernimmt ab **20:00 Uhr** und sagt: **Ich erkenne**
Um dessen heilende Energie zu aktivieren, halten Sie die Handmitte:

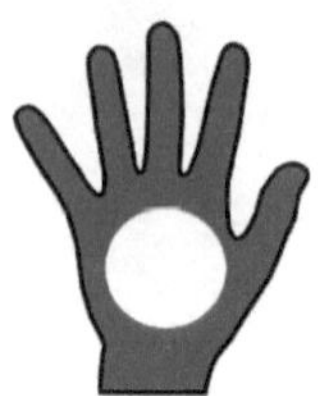

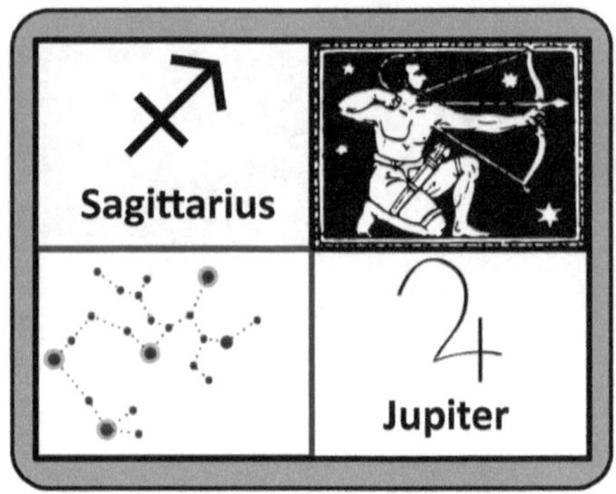

Wie der Bogen, den der Schütze auf seine hochgesteckten Ziele richtet, so hält das Zwerchfell die Organe im Rumpf, besonders das Herz, in Position und wacht über die Atmung. Allergien wie Heuschnupfen beeinflussen die Lunge und schwächen auch das Zwerchfell, das mit Schluckauf, oberflächlicher Atmung oder sogar mit Schmerzen im Bauch- und Brustbereich reagieren kann.

Wie der Hund aus dem chinesischen Horoskop schützt das Zwerchfell vor Angriffen von Außen und verteidigt und sorgt sich um das Innere und was ihm am Herzen liegt. Das Zwerchfell ist nicht nur der Beschützer der anderen Organe, sondern auch eine nachdenkliche und Einheit-schaffende Kraft, sowohl im Körper als auch dem Geist und Verstand.

Das Zwerchfell ist auch für unsere Selbstdarstellung bedeutsam. Dies wird besonders deutlichen während einer öffentlichen Rede, bei der die Stimme und Körperhaltung direkt von unserer Unsicherheit und Anspannung abhängig ist und damit von dem emotionalen Druck, der auf unserem Zwerchfell lastet.

Die Zwerchfell-Energie hilft bei:
* Schutz der Organe
* Atmung
* Druck auf das Herz, durch Zwerchfellhochstand
* Spannungen in der Taille, Hüften, Ellenbogen und Oberschenkel
* Nachtsicht
* Albträumen, Schlafstörungen
* Extrovertiertheit, Selbstdarstellung, Unsicherheit

Nabel-Funktionsenergie (Dreifacherwärmer)

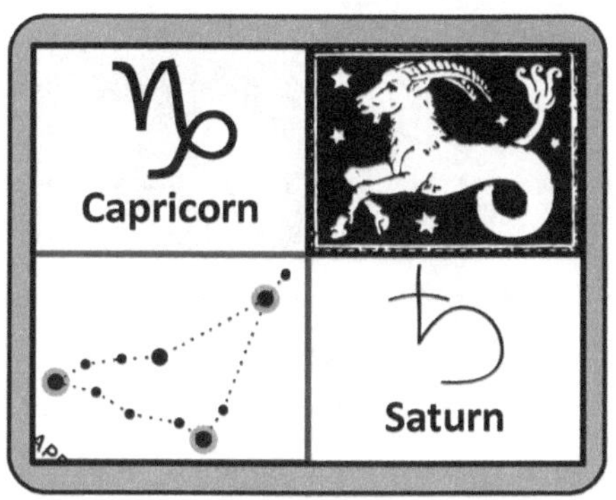

Der Nabel übernimmt ab **22:00 Uhr** die Führung und sagt: **Ich gebrauche** Um dessen heilende Energie zu aktivieren, halten Sie die Handmitte:

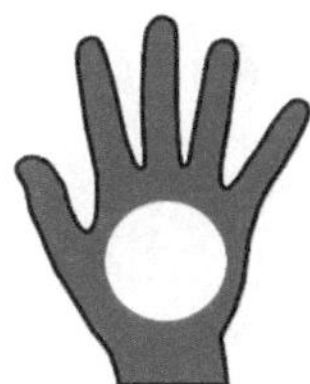

Der Nabel ist an sich kein Organ, hat aber die grundlegendste Bedeutung für unser Leben. Er ist das erste Narbengewebe, das wir in unserem Leben erfahren, und trägt, wie alle Narben, die Informationen und Erfahrungen in sich, die zu seiner Entstehung geführt haben, z.B. gilt dies auch für Erfahrungen bei einer traumatischen Geburt.

Er ist aber auch unsere erste Verbindung zur Außenwelt, durch die unser Körper mit der benötigten Energie und Nahrung versorgt wird.

Wie die astrologischen Zeichen des Steinbocks und des Schweins, ist der Nabel sehr erdverbunden und bodenständig, obwohl er aber auch luftige Höhen erreichen kann, sowohl körperlich als auch geistig.

Die Nabel-Energie hilft bei:

* Wärmeregulierung des Körpers
* Körperformung
* Ohrenproblemen
* Verteilung und Ausgleich im Körper
* Aufnahme und Absonderung
* Müdigkeit und Erschöpfung
* Prozess der Abnabelung
* Finden der eigenen Bestimmung

Gallenblasen-Funktionsenergie

Die Galle übernimmt um **0:00 Uhr** die Führung und sagt: **Ich weiß** Um deren heilende Energie zu aktivieren, halten Sie den Mittelfinger:

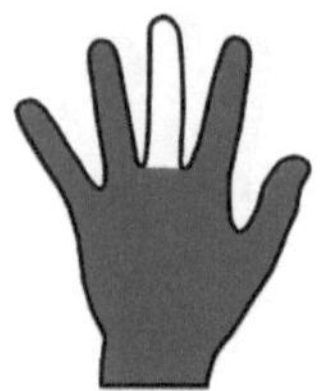

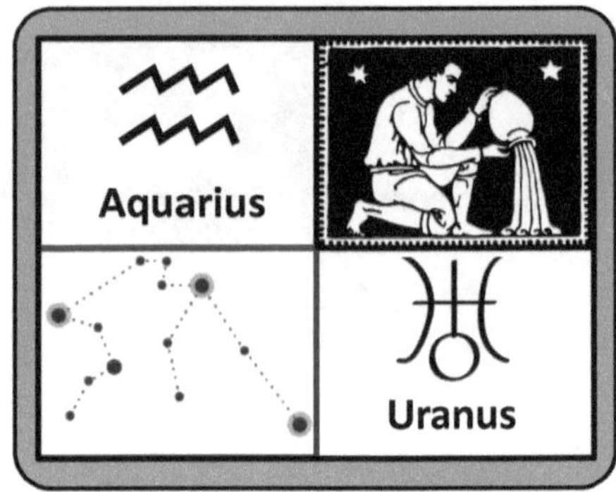

Die Gallenblase ist eng mit unseren Emotionen verbunden. Ärger, Zorn, Wut und Neid, aber auch Frustration und andere unterdrückte Gefühle beeinflussen direkt ihre Funktion. Auch die richtige Speisenzusammensetzung ist für die Galle wichtig, um überschüssigen Gallensaft, die Abfallflüssigkeit aus der Leber, loszuwerden. Für das Gleichgewicht der Galle ist z.B. ein fettfreies Essen nicht unbedingt gesund, sondern kann sie ganz im Gegenteil sogar reizen und Probleme verursachen. Seien Sie sich daher bewusst, dass die Galle ihre Arbeit verrichten will und in alles was vor sich geht einbezogen werden und von allem 'wissen' will, sowohl auf körperlicher Ebene mit der Verdauung, als auch beim Loslassen und Ausgleichen unserer Emotionen.

Die Ratte, ihr chinesisches Zeichen, die auch im Tarot und Lenormand verwendet wird, steht für das Ende und das Loswerden von Dingen, was wiederum Platz für Neues schafft. Auch der Wassermann, mit seinen rasch wechselnden Gezeiten, zeigt uns die Notwendigkeit für emotionalen und körperlichen Ausgleich und Balance.

Die Gallen-Energie hilft bei:
- Gallensteinen
- Kopfschmerzen, Migräne, besonders seitlich
- Bitterem Geschmack im Mund, Aufstoßen, Blähungen
- Schüttelfrost, Empfindlichkeit gegen Zugluft
- Hexenschuss, Ischias, Steifem Hals, Rücken- und Beckenschmerzen
- Albträumen, schweren Seufzern
- Verdauung, besonders bei Fett-Intoleranz
- Geistiger Klarheit, Gesinnung

Leber-Funktionsenergie

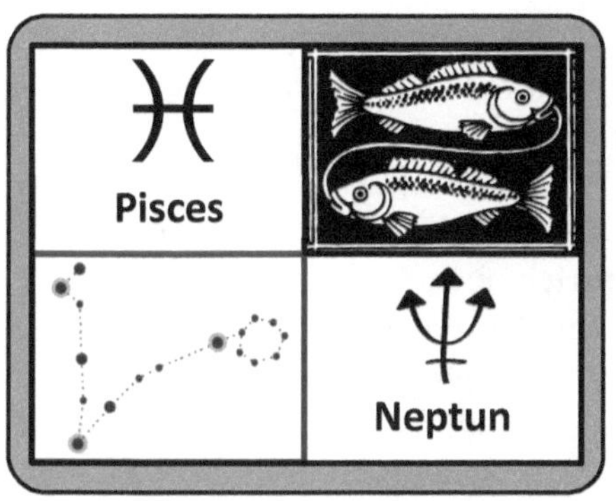

Die Leber übernimmt um **2:00 Uhr** die Führung und sagt: **Ich glaube** Um deren heilende Energie zu aktivieren, halten Sie den Mittelfinger:

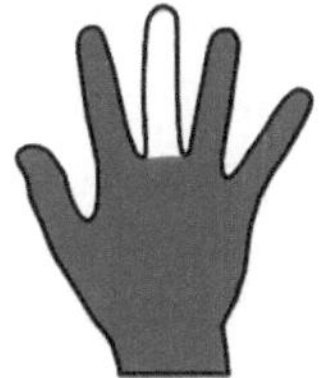

Die Leber geht stillschweigend ihrer Arbeit nach, reinigt und filtert giftige Substanzen aus dem Blut und sendet die Abfallstoffe zur Ausschüttung an die Gallenblase.

Der Höhepunkt ihrer Arbeit wird spät nachts erledigt, während wir schlafen und uns für den nächsten Tag und einen neuen Zyklus vorbereiten, der dann neuerdings mit der Lunge als ersten Schritt des Tages beginnt.

Die Leber beschwert sich selten oder verursacht uns Schmerzen, sondern leidet lange Zeit still vor sich hin, während sie wie ein Stier (Büffel), ihr chinesisches Zeichen, arbeitet. Wie der Fisch benötigt die Leber Ausgeglichenheit und eine optimale Umgebung, die sie auch selbst kontinuierlich herzustellen versucht, durch Harmonisierung des Körpers, des Verstandes und des Geistes.

Gehen Sie umsichtig mit diesem stillen, aber sehr wichtigen Organ um.

Die Leber-Energie hilft bei:

- Migräne, besonders Kopfschmerzen hinter den Augen
- Augen, brennend und rot
- Nägeln, gesprungen und spröde
- Gelenkschmerzen, Gicht
- Sehnen
- Wirbelsäule
- Heuschnupfen
- Erschöpfung
- Vorurteilen, Starrköpfigkeit
- Cholerischer Persönlichkeit

Zentralstrom

Die Kraft, die unseren Körper versorgt und allen Organen die benötigte Energie gibt, damit sie ihre Funktionen aufrecht erhalten können, ist die Quelle der universellen Energie. Sie umgibt uns stetig.

Unsere Hauptverbindung zu dieser allumfassenden Energie ist der Zentralstrom. Dieser Strom geht in der Mitte des Körpers auf der Vorderseite nach unten und auf der Rückseite wieder nach oben.

Die Schritte in der Grafik auf der rechten Seite zeigen, wie diese Energie angeleitet und unterstützt werden kann.

Dieser Strom wird oft auch als der 'Reinigungs- oder Putzer-Strom' bezeichnet, da er alle Blockaden und Hindernisse wegströmt und die Energie, die unsere Organe versorgt, wieder freier fließen lässt.

Halten Sie jeden Schritt etwa zwei Minuten.

Für den ungehinderten Fluss dieses für uns so wichtigen Stroms zu sorgen und ihn zu beschützen, ist ein kontinuierlicher Prozess und sollte unsere tägliche Aufmerksamkeit bekommen.

Wenn einer der Schritte sich für Sie besonders angenehm anfühlt, zögern Sie nicht diesen herauszupicken und öfter einmal separat zu wiederholen.

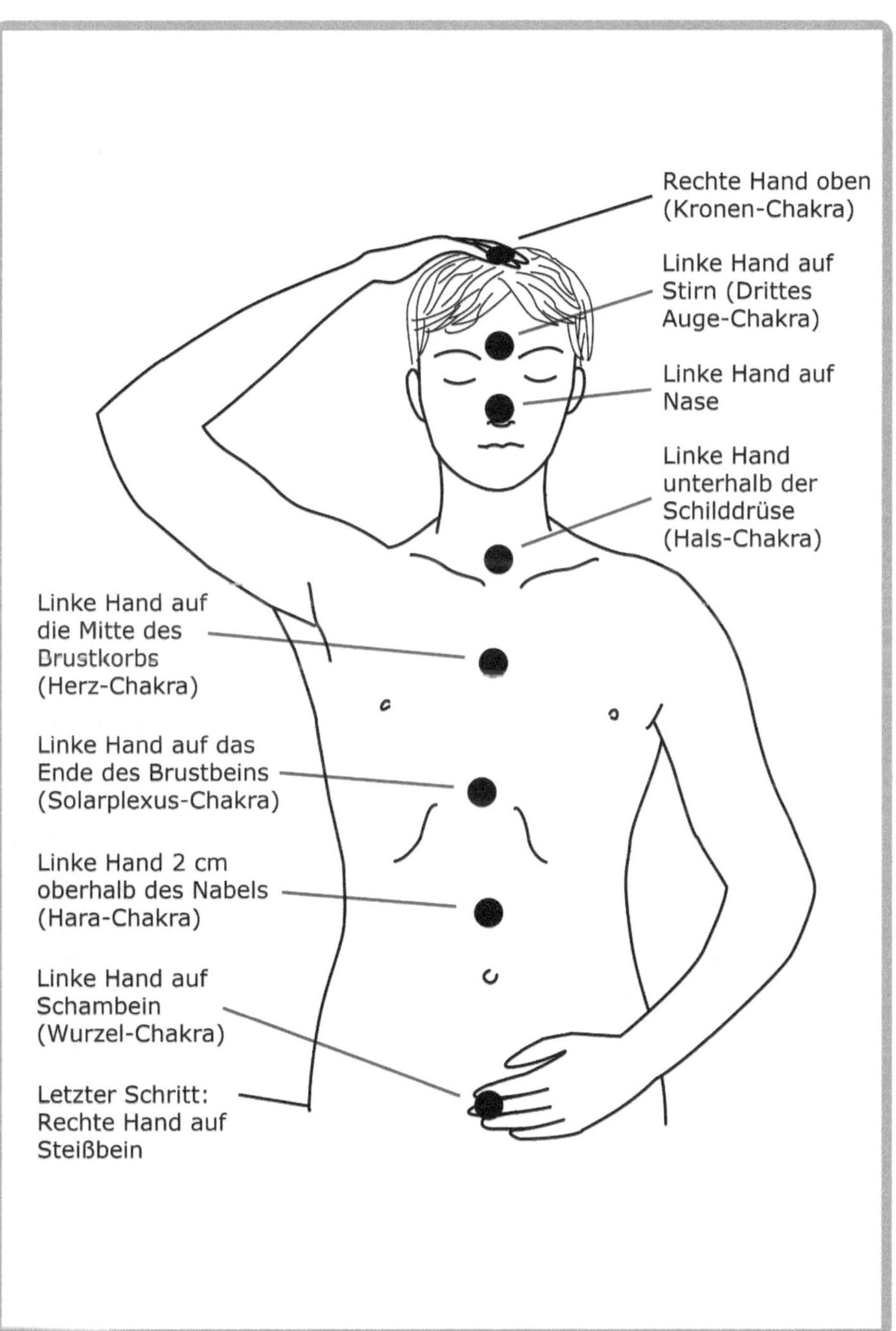

Rechte Hand oben
(Kronen-Chakra)

Linke Hand auf
Stirn (Drittes
Auge-Chakra)

Linke Hand auf
Nase

Linke Hand
unterhalb der
Schilddrüse
(Hals-Chakra)

Linke Hand auf
die Mitte des
Brustkorbs
(Herz-Chakra)

Linke Hand auf das
Ende des Brustbeins
(Solarplexus-Chakra)

Linke Hand 2 cm
oberhalb des Nabels
(Hara-Chakra)

Linke Hand auf
Schambein
(Wurzel-Chakra)

Letzter Schritt:
Rechte Hand auf
Steißbein

Erste Hilfe

- **Angina**
  Halten Sie beide Handgelenke

- **Blutung**
  Halten Sie die rechte Hand über die Wunde (eventuell schwebend darüber) und die linke Hand kreuzweise über die rechte Hand.

- **Erschöpfung** (Vermittlung & Ausgleich)
  Rechte Hand auf die linke Schulter [ES 3], der linke Daumen berührt den Fingernagel des linke Ringfingers, halten Sie beide Knie zusammen. (Kann auch andersherum ausgeführt werden, beginnend mit der linken Hand.)

- **Geburt**
  Rechte Hand auf das rechte Energieschloss 2 [ES 2] am oberen Ende des hinteren Hüftknochens,
  linke Hand auf das linke Energieschloss 8 [ES 8] seitlich auf dem Unterschenke unterhalb des Knies.

- **Ohnmacht und Schwindelgefühle**
  Halten Sie beide Energieschlösser 4 [ES 4] auf der Rückseite des Nackens am Schädelansatz.

- **Schluckauf**
  Halten Sie das Energieschloss 19 [ES 19] am äußeren Ellenbogen und die 14 [ES 14] am unteren Ende des vorderen Brustkorbs auf der gegenüberliegenden Seite gleichzeitig.

- **Verbrennung**
  Halten Sie die linke Hand schwebend darüber,
  Legen Sie die rechte Hand kreuzweise über die rechte Hand.

- **Verschlucken**
  Halten Sie beide Energieschlösser 'Hohe 1' innen auf Ihren Oberschenkeln kreuzweise.

- **Verstopfung / Verdauung**
  Rechte Hand auf dem rechten Energieschloss 2 [ES 2] am oberen Ende des hinteren Hüftknochens, linke Hand auf das linke Energieschloss 8 [ES 8] seitlich auf dem Unterschenkel unterhalb des Knies.

Weiterführende Informationen

Weitere Informationen finden Sie auch auf:
https://jin-shin-fee.de (Deutsch)
https://jin-shin-fee.com (Englisch)

Weitere empfohlene Veröffentlichungen:
Felicitas Waldeck
Jin Shin Jyutsu
Guide to Quick Aid and Healing from A - Z Through the Laying on of Hands.
No previous knowledge necessary. Immediate use on yourself and others
ISBN 978-3-942603-00-3 (Englische Ausgabe)

Frain Benton
BurnOut - BurnIn.
Selbsthilfe mit Jin Shin Jyutsu. Die Evolution von Krankheit und ihre Re-
Evolution durch Jin Shin Heilströmen.
Mit einem Vorwort von Felicitas Waldeck
ISBN 978-3-942603-20-1 (Deutsche Ausgabe)

Praktische Hilfsmittel für die Jin Shin Jyutsu-Übungen:
Jin Shin-Heilkunst - Lesezeichen, GTIN 4270002876316
mit den Jin Shin-Nummern und ihren Bedeutungen.
(Kann direkt beim Verlag bestellt werden: info@creative-story.de)

Jin Shin Jyutsu – Jahreskreis
Die Anleitungen dieses Buches ohne den Kalender-Teil.
   Print ISBN 978-3-95964-055-8
   Kindle ISBN 978-3-95964-056-5

Weitere Titel und Veröffentlichungstermine finden Sie auf den Webseiten des
Verlages:
https://creative-story.de (Deutsch)
https://creative-story.com (Englisch)

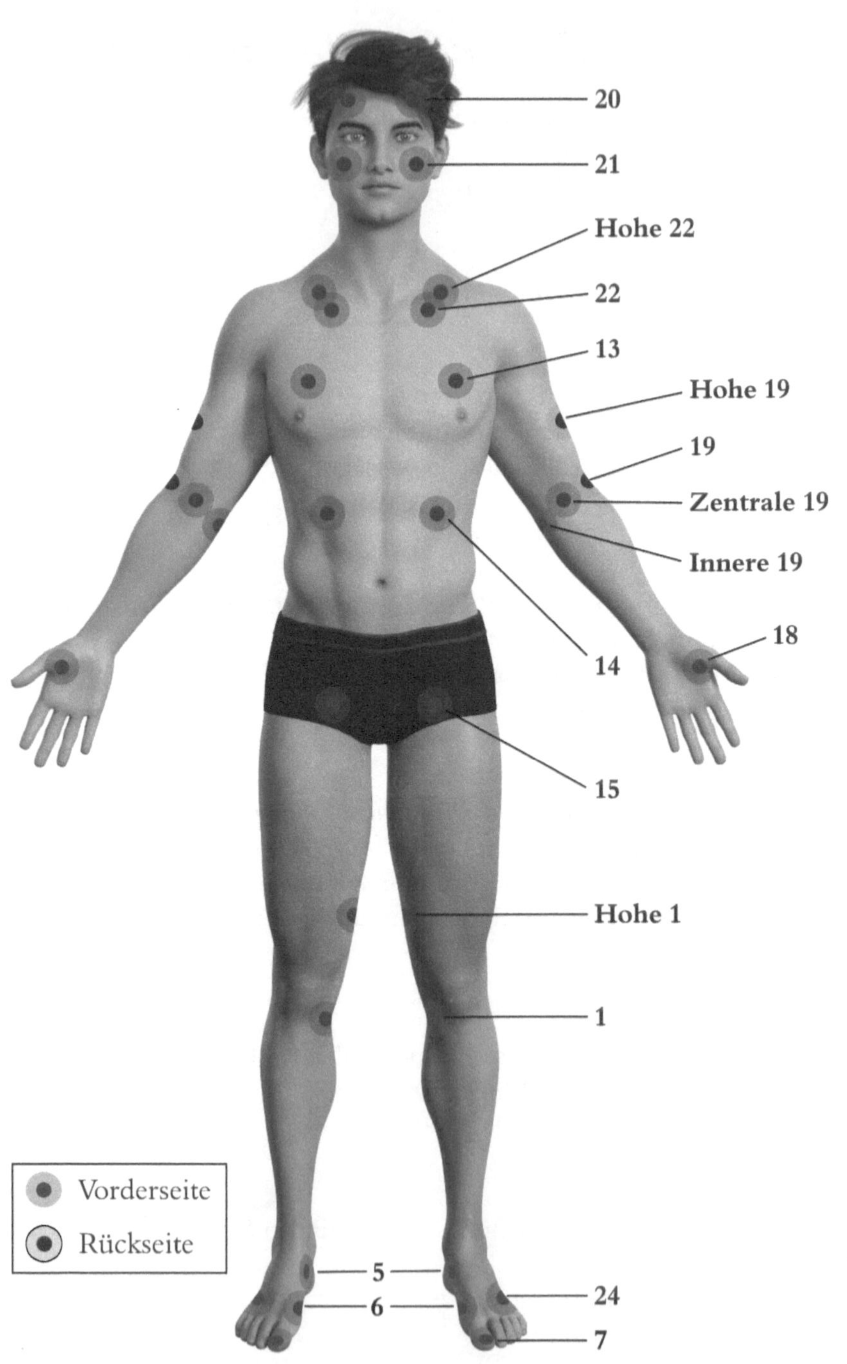

20
21
Hohe 22
22
13
Hohe 19
19
Zentrale 19
Innere 19
18
14
15
Hohe 1
1
Vorderseite
Rückseite
5
6
24
7

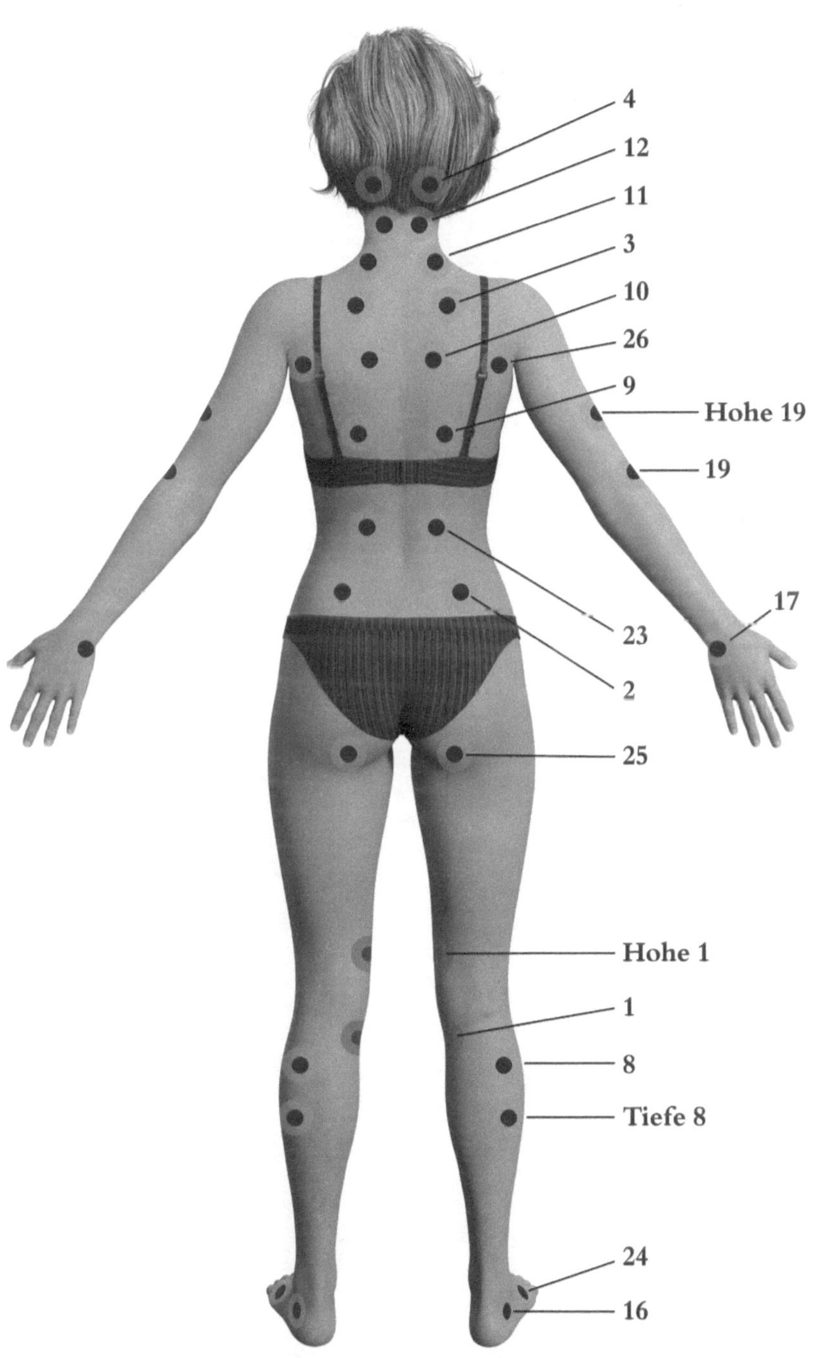

4
12
11
3
10
26
9
Hohe 19
19
17
23
2
25
Hohe 1
1
8
Tiefe 8
24
16

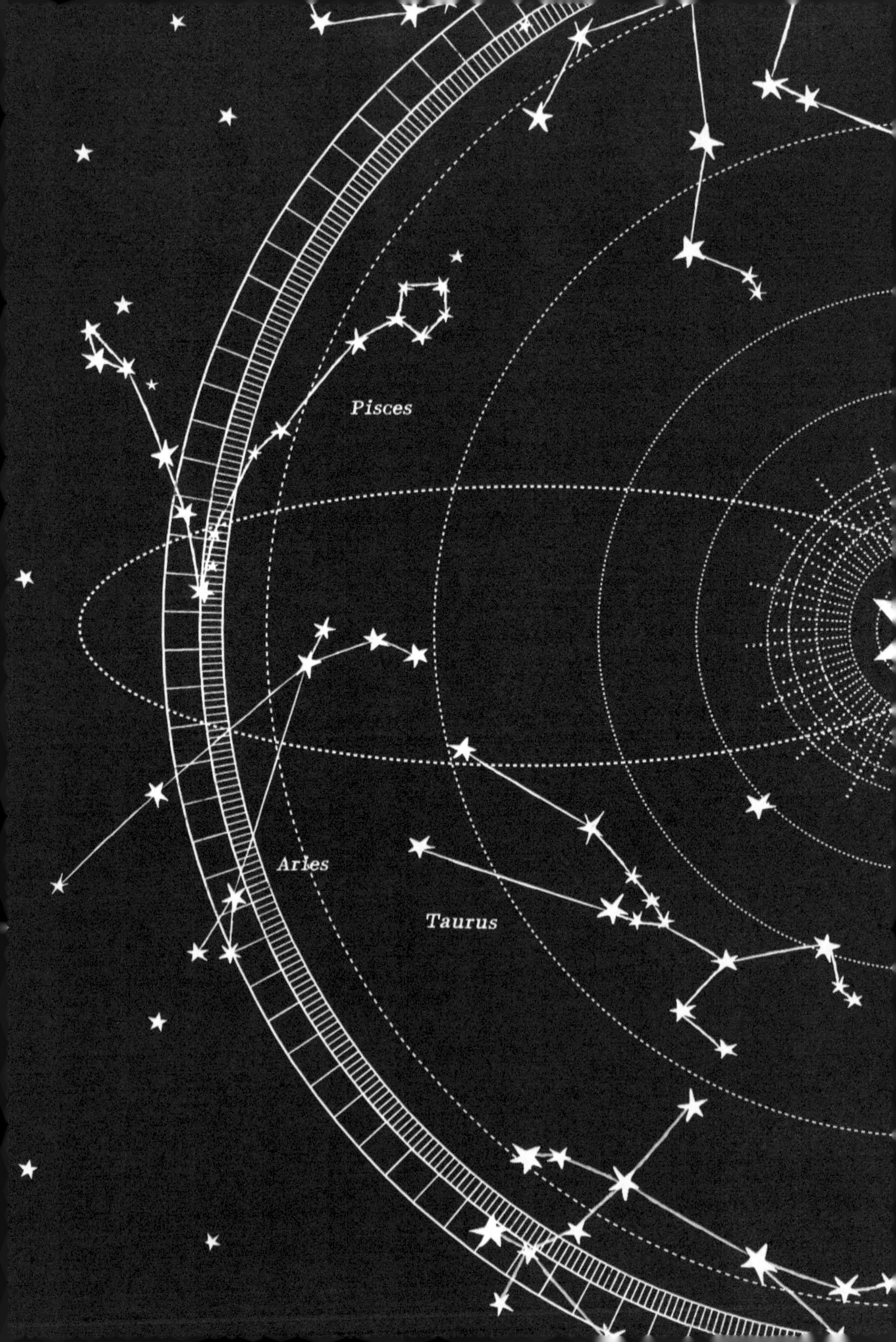

Pisces
Aries
Taurus

www.ingramcontent.com/pod-product-compliance
Lightning Source LLC
LaVergne TN
LVHW041511170726
843492LV00005B/1447